Table des matières

Présentation

Chez Global Healing, nous pensons que la base de la santé et du bien-être est un aliment complet, à base de plantes, avec des fruits, des légumes, des légumineuses, des noix et grains que certains affligent de la nature. Après vingt ans dans l'industrie de la santé naturelle, je sais que suivre un régime à base de plantes qui est exempt d'aliments transformés et emballés - et en ajoutant l'exercice et une attitude positive - vous apporteront les meilleurs résultats pour votre santé et votre bonheur. Comme l'a dit le célèbre philosophe grec Hippocrates, "Que la nourriture soit ton médicament et que le médicament soit ta nourriture."

J'ai essayé de nombreux régimes, y compris végétaliens crus, sans gluten, fruités et à base de plantes. Actuellement, je suis un régime à base de plantes, en me concentrant sur les aliments entiers organiques. Je crois qu'être trop strict dans son régime alimentaire peut entraîner des défis et même de l'infidélité, donc je suis la règle des 90/10, manger strictement 90 % du temps à base de plantes, avec 10 % autorisés pour la consommation occasionnelle de chèvre cru ou de fromage pur, mais jamais de viande ou d'œufs. Je m'engage également dans le jeûne intermittent et, bien sûr, dans l'exercice régulier, la méditation et les suppléments pour équilibrer ma nutrition.   dans.

Il existe de nombreux arguments sur le régime qui vous convient le mieux.

Néanmoins, les communautés de la santé et du bien-être conviennent que le régime met l'accent sur les ingrédients frais et entiers et sur la réduction des aliments transformés s sont supérieurs pour le bien-être général.

Le régime alimentaire complet à base de plantes fait exactement cela.

Il se concentre sur les aliments peu transformés, en particulier les plantes, et est efficace pour stimuler la perte de poids et améliorer la santé.

On peut enfin le dire : "l'athlète à base de plantes" n'est plus un oxymoron. Heck, ces jours-ci, ce n'est même pas un raritu. Ce n'était pas le cas en 2009 lorsque j'ai lancé mon blog, No Meat Athlete. Alors que je me demandais si le régime végétarien que je voulais commencer à manger fonctionnerait pour l'entraînement au marathon et me soutiendrait dans mon devoir de doubler pour Boston, une recherche uniquement J'ai révélé peu de choses à calmer mes craintes.

Il y avait des histoires à propos de l'athlète rare qui excellait dans le sens de son régime végétarien ou même végétalien (presque personne ne s'est levé pour dire "parce que de"), mais l'histoire des régimes à base de plantes dans les sports de compétition manquait d'exemples et de toute apparence d'organisation.

Beaucoup de choses ont changé depuis lors. Vous pourriez même dire que le mouvement de remise en forme à base de plantes et le régime végétalien dans son ensemble ont atteint leur rythme de croisière.

Peu de temps après avoir cliqué sur "pblish" sur mon premier blog en 2009, j'ai entendu parler d'un livre intitulé Thrive par Brendan Brazir, un ancien Ironman professionnel e qui a crédité un régime végétalien avec un raccourcissement de son temps de récupération. Quelques années plus tard, Forks Over Knives a mis en avant Mac Danzig, un combattant d'arts martiaux mixtes qui a également choisi ce régime pour aider à la récupération, g lui donnant un avantage sur les orronents qui avaient besoin de plus de repos entre les séances d'entraînement.

Puis les livres de Scott Jurek (Eat & Run) et de Rish Roll (Finding Ultra) ont explosé sur la scène à un mois d'intervalle en 2012, tous deux dénonçant les auteurs. des histoires incroyables de succès dans les sports d'ultraandurance et comment ce succès n'était pas malgré mais à cause de leurs régimes à base de plantes. Jurek est une légende ultra-courante, ayant dominé le sport avec des victoires consécutives sur de nombreux 100 et même 135 milles les plus difficiles au monde. s, et il croit que son régime végétalien à 100 % a joué un grand rôle dans son succès. Et en quelques années à peine, Roll est passé du statut de type typique d'âge moyen à celui d'être nommé l'un des "25 hommes les plus en forme du monde". orld" par le magazine Men's Fitness, encore une fois avec l'aide d'un régime à base de plantes.

Ce livre passe en revue tout ce que vous devez savoir sur les aliments entiers, le régime à base de plantes, y compris ses avantages potentiels pour la santé, les aliments à consommer à et un exemple de plan de repas.

Chapitre un

Qu'est-ce qu'un régime à base de plantes ?

Un régime à base de plantes met l'accent sur la consommation de tout ce qui est dérivé de plantes - légumes, céréales, noix et graines - tout en minimisant ou en à l'exclusion des produits dérivés d'animaux. Alors que certains peuvent penser qu'un régime à base de plantes n'est qu'un autre terme pour un régime végétarien ou même végétalien, il y a une différence essentielle. Les régimes à base de plantes comprennent la consommation d'aliments entiers et naturels et évitent les aliments transformés comme le tofu, le seitan ou les articles emballés - même si ils sont techniquement végétaliens ou végétariens.

Conseils rapides pour démarrer un régime à base de plantes

Un régime à base de plantes met l'accent sur les légumes entiers, naturels, les fruits, les noix, les graines et les céréales tout en minimisant ou en éliminant les animaux. aliments à base. Vous trouverez ci-dessous quelques conseils pour effectuer la transition.

- Faites simple : choisissez des aliments sans additifs, conservateurs ou ingrédients synthétiques. Mieux encore, faites tout à partir de zéro.
- Ce sont des collations saines pour quand vous obtenez le munsh - bâtonnets de carottes, canne à sucre, bananes avec beurre d'amande, noix ou mélange de sentiers maison.
- Remplacez le sucre de canne par du miel brut, du sirop de marne pur ou de la feuille de stévia dans les recettes, le café ou le thé.

- Faites pivoter de nouveaux légumes et fruits dans votre alimentation pour exciter vos papilles gustatives et surtout, pour maximiser votre alimentation apport ent.

- Essayez un repas hebdomadaire avant: réservez quelques heures par semaine pour préparer de la nourriture en vrac afin que vous ayez toujours des orteils propres et sains sur main.

- Faites attention à vous : les vitamines sont plus difficiles à obtenir avec un régime à base de plantes (par exemple, fer, B12). Ajoutez des aliments riches en ces nutriments à votre menu, ou ajoutez des suppléments de haute qualité pour profiter de tous les avantages de l'alimentation à base de plantes.

À base de plantes vs. Végétalien et végétarien

Les régimes à base de plantes diffèrent des régimes végétaliens ou végétariens de plusieurs manières. Tout d'abord, permettez-moi de définir la différence entre les végétaliens et les végétariens, cependant. Les végétariens lacto-ovoïdes mangent des produits laitiers et des œufs, tandis que les végétaliens évitent tous les produits d'origine animale et évitent généralement d'acheter, d'utiliser, et portant des produits fabriqués à partir ou testés sur des images. Les végétaliens et les végétariens peuvent manger des aliments transformés, comme le tofu et les aliments emballés, et peuvent même ne pas manger sainement s'ils sont trop nombreux. voir emballés, aliments transformés et ur sur moi. maintenant. Les personnes qui mangent un régime à base de plantes, en revanche, mangent des aliments entiers sous une forme aussi proche de la nature que possible - légumes, fruits , noix, graines, etc. Quelqu'un qui suit un régime à base de plantes peut choisir de manger végétalien ou végétarien et peut choisir d'utiliser des produits à base d'animaux ou pas. Certaines personnes suivant un régime généralement à base de plantes peuvent consommer des produits d'origine animale, mais cela comprend une très petite partie de leur alimentation.

Traité vs. Aliments non transformés

Une source de confusion est de savoir si vous pouvez manger des aliments transformés avec un régime à base de plantes. Les végétariens et les végétaliens incluent souvent des aliments transformés tels que des pâtes achetées en magasin, du pain, des craquelins ou des substituts de viande à base de soja dans leur d ça. Ces aliments ne sont pas classés comme des aliments entiers et ne sont donc pas une partie centrale d'un régime à base de plantes.

Au lieu de cela, un régime à base de plantes se concentre sur l'obtention de calories à partir d'aliments entiers non transformés, plutôt que d'aliments transformés. Lorsque vous mangez un régime alimentaire complet à base de plantes, vous devriez également éviter tout ce qui contient du sucre ajouté, bien que vous puissiez manger des aliments - surtout vos recettes maison - avec du miel brut, de la marne pure, du surur et de la feuille de stévia.

Que pouvez-vous manger avec un régime à base de plantes ?

Lorsque vous vous demandez à quoi ressemble un repas à base de plantes, les fruits et les légumes vous viennent probablement à l'esprit. Et ils sont une partie importante de presque tout régime alimentaire sain. Mais vous n'êtes pas limité à ces aliments. Il existe une grande variété d'aliments à savourer dans le cadre d'un régime à base de plantes.

Les principaux types d'aliments consommés avec un régime à base de plantes comprennent :

- Fruits — Ex : arples, baies, kiwis, mangues, avocat, banas, jacquier, etc.

- Légumes — Ex : oignons, brocolis, betteraves, pommes de terre, champignons, carottes, etc.

- Grains entiers — Ex : Quinoa, millet, sarrasin, blé, riz, maïs, etc.

- Haricots et légumineuses — Ex : Haricots verts, pois chiches, lentilles, edamame, reas, etc.

- Noix et graines — Ex : Amandes, noix, graines de lin, graines de lin, noix, etc.

- Herbes & épices — Ex : Turmeris, sinnamon, gingembre, origan, ail, sauvenne, etc.

- Aliments fermentés — Ex : kimchi, choucroute, miso, natto, etc.

Manger à travers tous ces groupes d'aliments vous aidera à obtenir une abondance de micronutriments de votre nourriture. De plus, lorsque vous choisissez dans chaque catégorie, pensez « mangez l'arc-en-ciel ». Les aliments végétaux colorés sont pleins de phytochimiques (un mot fansu qui signifie simplement "produits chimiques de plantes") et d'antioxydants qui sont bons pour garder différentes parties de la santé de votre corps.

Une autre façon facile de manger la combinaison la plus saine d'aliments végétaux est de se souvenir d'un acronyme inventé par le Dr. Joel Fuhrman : G-BOMBES. G-BOMBS signifie : verts, haricots, oignons, champignons, baies et graines.

Ce qu'il faut éviter avec un régime à base de plantes

Lorsque vous choisissez de suivre un régime à base de plantes, vous voudrez vous concentrer principalement sur des aliments frais et entiers. Dans un magasin d'alimentation, cela signifie principalement acheter les allées extérieures. Si possible, choisissez autant que possible des aliments biologiques pour éviter l'exposition aux OGM et aux pesticides.

Pour plus d'informations sur les pesticides dans la production, des conseils sur les aliments les plus importants à utiliser par les organismes et sur la manière de laver les fruits et les légumes s, voir notre article ici.

Cependant, les principaux aliments à éviter dans le cadre d'un régime à base de plantes sont :

- La plupart ou tous les produits d'origine animale (en particulier la viande, les œufs et les produits laitiers d'élevage)
- Sucres raffinés (sucre blanc, sucre, sucre frustose, édulcorants semi-sans sel, etc.)
- Huiles végétales à haute résolution (huile de maïs, huile de coton, huile de tournesol, huile de noix de cajou, huile de noix de coco, etc.)
- Farine blanche (surtout farine blanche blanchie qui est pleine de produits chimiques et de métaux lourds - et virtuellement dépourvue de nutriments)
- Malbouffe (y compris la plupart des biscuits, des shirs, des contenants, des snack-bars, des boissons sucrées, des aliments emballés, etc.)

- Les OGM (les graines biogénérées sont sorn, sow, canola, betteraves à sucre, coton et luzerne - plus quelques arples, zucshini, et rotations)

Vous voudrez également porter une attention particulière aux étiquettes nutritionnelles. En lisant les étiquettes, vous pouvez éviter les ingrédients ultra-transformés et nocifs. Les aliments emballés doivent contenir le moins d'ingrédients possible. En règle générale, si vous ne pouvez pas prononcer un ingrédient, ou si vous ne savez pas ce que c'est, remettez la nourriture.

De nombreux aliments emballés sont pleins d'allégations de santé telles que "tout naturel" ou "sans OGM". Mais la plupart de ces phrases sont des tactiques de marque destinées à induire les consommateurs en erreur en leur faisant croire qu'un produit est sain. C'est ce qu'on appelle le "greenwashing". Pour en savoir plus sur le greenwashing et sur les phoques et les critiques, vous pouvez vraiment faire confiance, lisez notre article ici.

Pour la plupart des gens, les grains entiers peuvent faire partie d'un régime sain à base de plantes. Certains de mes grains préférés sont le duuinoa, le mil, l'amarante, le buskwheat, l'avoine et le teff. Dans de nombreuses études, il a été démontré que les grains entiers aident à combattre les maladies cardiaques, le diabète de type 2, le cancer et même l'obésité. Mais tout n'est pas pêché dans les terres céréalières.

Alors que certains grains sont cultivés organiquement, la plupart sont recouverts de restes. Et certaines récoltes, surtout quoi, peuvent même être traitées avec du glurhosate comme désagréable (pour dru le cror avant la récolte). Le maïs est souvent modifié. Ensuite, il y a une augmentation qui, bien que régulière, est souvent contaminée par une quantité inquiétante d'arsenic.

Pour certaines conditions médicales, comme les maladies auto-immunes, les céréales peuvent également provoquer une inflammation dans l'intestin et contribuer aux symptômes. Cela est particulièrement vrai avec le gluten présent dans quoi. Bien que dix environ 1% de la population mondiale ait diagnostiqué une maladie, beaucoup plus montrent des signes d'intolérance au gluten avec excès comme les maux de tête, les douleurs articulaires, les problèmes de peau, les crises d'épilepsie et les problèmes digestifs. Si vous rencontrez l'un de ces symptômes, il peut être utile de ne pas consommer de gluten pendant trois à six mois et de voir s'ils disparaissent.

Bien que de nombreuses personnes aient sauté sur le train en marche sans gluten, cela ne signifie pas que ce soit nécessairement le meilleur pour tout le monde. Quelques études montrent réellement les avantages pour la santé de manger des produits de blé entier. (Pour en savoir plus sur ce sujet, consultez notre article sur le gluten.)

Pouvez-vous obtenir tous les nutriments dont vous avez besoin avec un régime à base de plantes ?

C'est comme si vous pouviez manger de la nourriture rapide pour chaque repas pendant 10 ans et personne ne broncherait. Mais échangez un repas de poulet frit contre

une salade verte avec des graines de tournesol, et tout le
monde s'inquiète soudainement de votre perte de poids.
loin.

Vous pouvez entendre, "Pourquoi mangez-vous cela?"
Ou, "Pourquoi ne mangez-vous pas ça?" Mais certaines
des questions les plus fréquemment posées que vous
pourriez rencontrer sur un régime à base de plantes ont à
voir avec les nutriments. "Où obtenez-vous votre
protéine?" Ou "Où obtenez-vous votre calcium ou votre
fer?" Lors de leurs réunions de juillet 2019, les industries
de la viande, des produits laitiers et des œufs ont déployé
un nouveau plan de programmation du conseil
d'orientation alimentaire. votre comité du gouvernement
américain. Leur objectif ? Effrayez les gens en leur
faisant manger beaucoup de produits d'origine animale
par peur d'une carence en choline.

Beaucoup de gens croient que vous ne pouvez pas
obtenir tous les nutriments dont vous avez besoin sans
produits d'origine animale. Mais les plantes ont des
protéines, du calcium et du fer en abondance, en plus
d'une foule d'autres vitamines, minéraux et antioxydants.

dansants. (Et oui, de nombreuses plantes sont des sources abondantes de choix.) Mais de nos jours, les gens sont beaucoup plus susceptibles d'être carencés en fibres que Rotein : Seuls 3 % des Américains obtiennent leur quantité quotidienne recommandée pour iber. Mais ce n'est pas un problème lorsque vous mangez principalement des plantes !

Néanmoins, si vous vous demandez de quelle quantité de protéines, de fer ou de calcium vous avez vraiment besoin, et de quels aliments à base de plantes pour les obtenir, vérifiez Découvrez les articles ci-dessous.

- Protéine : Protéine végétale : ce que vous devez savoir
- Calcium : la façon la plus saine d'obtenir le calcium dont vous avez besoin + 9 aliments riches en calcium
- Fer : La vérité sur le fer + Pourquoi les aliments à base de plantes sont le meilleur moyen d'obtenir le fer dont vous avez besoin

Si vous êtes un athlète, votre alimentation compte autant que votre entraînement. La nourriture vous alimente. Le meilleur équipement, les plans d'entraînement et le coaching n'auront pas d'importance si votre réservoir est vide ou si vous utilisez le mauvais carburant. Que vous soyez un coureur occasionnel ou un cycliste compétitif, il y a de fortes chances que vous ayez vécu un mauvais entraînement. Plus souvent qu'autrement, l'exercice qui a mal tourné peut être attribué à un choix de vie - manque de sommeil, de stress ou de mauvaise nourriture (ou tout simplement pas). assez de nourriture).

C'est exact. . . en un mot. La mauvaise nourriture mise à part, notre objectif ici n'est pas d'écrire un traité complet sur la façon d'atteindre une santé optimale grâce à la nutrition à base de plantes.

Et la bonne nouvelle, c'est que vous n'en avez pas besoin. Parce que (a) c'est déjà fait - jetez un œil à Manger pour vivre de Joel Fuhrman ou Comment ne pas mourir de Michael Greger, et vous verrez ce que nous voulons dire. Et (b) pour emprunter une phrase de Bruce Lee : "Le sommet de la cultivation va toujours à la perfection." Dans les deux personnes, 95 ans de la première fois que vous marcherez tout au long de la manière complète de la manière dont vous

Manger. Ensemble. Nourriture.

Mais ne désespérez pas, nous n'allons pas vous envoyer sur votre chemin pour l'instant. Dans cette charte, nous vous aiderons à vous sentir bien avec une telle approche simple de la nourriture et à remplir la plupart des 5 % restants de la stratégie nutritionnelle. par exemple en discutant des protéines, de l'huile et des sursauts ; nous mettrons également en évidence quelques-uns des aliments qui sont si nourrissants et protecteurs qu'ils valent la peine d'être intégrés à votre alimentation au quotidien .

CECI N'EST PAS UN "RÉGIME"

Du moins, pas dans le sens malheureux, général, à courte vue du mot. Pas dans le "manger de cette façon pendant un petit moment, jusqu'à ce que le prochain objet brillant, brillant et bien commercialisé vienne vous emmener" non.

En huit ans d'écriture d'un blog populaire et d'hébergement d'un article à succès, parlant à des centaines d'experts et interagissant avec des milliers de lecteurs Pour les auditeurs et les auditeurs, Matt a appris une chose précieuse qui transcende à la fois le régime alimentaire et l'exercice. Il s'agit d'un changement d'habitude, et c'est ceci :

Les changements positifs que vous apportez pendant trente jours ou trois mois ou même un an n'ont pas d'importance. Pas du tout, à moins qu'ils ne continuent ou qu'ils ne cèdent la place à des changements encore plus positifs. Ce qui compte, ce sont les changements qui durent pour toujours, ou du moins pendant de nombreuses années, voire des décennies. Et vous avez déjà entendu ceci : il ne s'agit pas de "suivre un régime", il s'agit de créer un style de vie, n'est-ce pas ? Il est facile de rendre service à cette idée, mais si vous êtes honnête, quel est le style de vie que vous avez créé autour de la nourriture et de l'exercice ?

J'espère que c'est un livre dont vous êtes fier, et ce livre ne représente que la prochaine étape de votre voyage. Mais si le seul "style de vie" que vous avez créé autour de votre santé a été l'un des sauts en arrière entre les plans de régime que certains aussi Éviter de servir des aliments coûte une semaine, seulement pour les sélectionner comme les nouveaux superaliments la prochaine - alors il est temps pour une nouvelle approche.

Oubliez les taux de macronutriments, les grammes de protéines et le nombre de calories pour le moment. Commencez par la plus simple des directives - le conseil de faire des aliments végétaux entiers une partie aussi importante de votre alimentation que vous le pouvez - et partez à partir de là. C'est tout simplement, et le manque de stress autour de la nourriture qui en résulte, se révélera être votre meilleur atout pour faire durer ces changements.

Dans cette veine, vous ne nous entendrez pas dire des choses comme «Mangez des tomates; ils sont riches en lycopène ! Parce que tout comme les aliments ne s'améliorent pas lorsque nous leur ajoutons artificiellement des nutriments, c'est une erreur de réduire les aliments entiers aux nutriments clés avec en eux. C'est tout dans la nourriture - et les interactions remarquablement complexes d'innombrables nutriments - que notre corps prospère, pas un s un seul constituant.

De même, ne vous attardez pas sur la perfection, la façon dont la plupart des «régimes» ont tendance à encourager. De petits compromis vous aident à vous en tenir aux nouveaux changements et à réduire l'épuisement de votre volonté au fur et à mesure que vous apprenez à préparer de nouveaux repas et à naviguer socialement. situations centrées autour de la nourriture.

Quand il s'agit de changements de régime, il y a une fâcheuse tendance à la perfection - chaque repas doit être préparé, sans escroqueries ni "tricherie". Et Thak Mean of Thee InevItaBle Deviaryne (GIVI IN Cruv уувын увен увыг увенг увледнг у р а а ин ин ф ин ф ин ф инадед, Анд фе ден Ask To Old Wowing.

Au lieu de cela, soyez d'accord avec de petits compromis. Si vos motivations pour manger un régime à base de plantes sont principalement enracinées dans l'éthique, alors vous ne voudrez probablement pas et manger des produits d'origine animale. Mais cela ne signifie pas que vous ne pouvez jamais, jamais manger de la "malbouffe végétalienne" - de temps en temps, c'est un régal amusant ! Et si un peu de flexibilité est ce qui vous permet de suivre les autres 95% du temps, alors c'est une bonne chose. Même Dr. Fuhrman, considéré par beaucoup comme assez strict parmi les "docs végétaliens", écrit que dans la recherche qu'il a faite, il ne peut pas dire s'il y a une différence avec un la santé est résistante entre un régime de référence et un avec votre à 10 % de ses calories provenant de la malbouffe (et pour Fuhrman, la malbouffe comprend des produits d'origine animale, des glucides raffinés et de l'huile).

La récente polémique sur les mérites des fruits et légumes en douceur montre bien les « petits compromis ». Un contingent vosal dans la communauté à base de plantes a révélé (avec précision) qu'il serait plus naturel de manger des fruits, des légumes, des noix et des fruits entiers et non mélangés. graines que de les mélanger dans une boisson. Nous mangerions moins de calories de cette façon, car cela demanderait plus d'efforts et plus de temps pour mâcher la nourriture et l'augmentation du volume prendrait un peu de temps Il y a plus de place dans notre estomac qu'un liquide lissé ne le ferait.

Si l'objectif est une perte de poids extrême, nous comprenons leur argument. Pour la plupart des athlètes, cependant, ce n'est pas le but, et en fait, de nombreux athlètes à base de plantes se concentrent davantage sur le fait de s'assurer qu'ils obtiennent suffisamment de calories que sur lim les faire. Mais le plus gros problème est que pour presque tout le monde - et surtout pour ceux qui sont au tout début de leur journée de santé - le choisir ce qu'il faut manger pour le petit-déjeuner dans un bus le matin n'est pas entre un smoothie et un bol plein de fruits crus, légumes, noix et graines ! La plupart des gens ne vont tout simplement pas manger ce dernier pour le petit-déjeuner, du moins pas avant d'avoir pris l'habitude de le faire. manger de cette façon sur plusieurs années. La décision la plus typique pour quelqu'un de nouveau dans le domaine des aliments sains est entre quelque chose de lisse et quelque chose qui sort d'un volant w. . . ou dans un meilleur scénario, entre un smoothie et un bagel. Le bagel n'est pas si mauvais s'il est composé de grains entiers et non transformés, mais comparé aux maisons à rames riches en nutriments qui sont des fruits crus, des légumes des aliments, des noix et des graines ? Nous prendrons le smoothie n'importe quel jour, même si ce n'est pas un aussi bon choix que les ingrédients non mélangés le seraient si nous pouvions nous faire manger ça tous les jours. La plupart d'entre nous ne peuvent pas ou ne veulent pas, et en reconnaissant nos propres limites, nous pouvons supprimer une quantité énorme de stress lié à régime.

L'ALIMENTATION COMPLÈTE, LA PHILOSOPHIE VÉGÉTALE

Une formule simple pour la santé, bien qu'il y en ait une, vient du Dr Fuhrman : Santé eduals nutriments divisés par calories (H = N/C). En d'autres termes, plus vous pouvez obtenir de micronutriments dans le moins de calories, tout en mangeant des aliments entiers, plus vous serez en bonne santé. (Bien sûr, l'hypothèse ici est que le nombre total de calories se situe dans une plage raisonnable - assez pour prospérer mais pas plus que ce dont vous avez besoin rt votre métabolisme et votre niveau d'activité.)

Notez qu'il n'y a pas d'exclusion explicite des produits d'origine animale là-bas, soit dit en passant. Mais parce que les produits animaux "entiers" sont généralement denses et relativement pauvres en micronutriments, ils en consomment généralement très bas sur l'échelle $H = N/C$ par rapport aux plantes.

Bien que la «santé» dans ce contexte signifie généralement rester à ou se diriger vers votre poids idéal à court terme, et la protection de (o reme renverser) la maladie et l'inflammation. À long terme, cela pourrait simplement expliquer pourquoi tant de tor- les athlètes de niveau se tournent vers les régimes à base de plantes pour accélérer la récupération après les entraînements. D'un point de vue santé, beaucoup de nutriments dans relativement peu de calories signifient que votre corps reçoit beaucoup de matières premières dont il a besoin pour r s'examiner et se protéger, sans avoir à faire un travail excessif (et à créer des déchets excessifs) de manière à métaboliser les calories. Le même raisonnement s'applique d'un point de vue sportif, où l'accent est mis sur la réparation de votre corps après des entraînements difficiles : lorsque vous nourrissez votre corps avec beaucoup de m matériaux, très peu de travail (ou de temps) est nécessaire pour les utiliser. Le résultat est votre capacité à effectuer plus d'entraînements par semaine que la compétition - ou pour ceux d'entre nous qui ne le font pas nécessairement Et pour augmenter notre entraînement freduensu, cela signifie simplement se présenter à votre prochain complètement récupéré et prêt à tout faire encore.

Bien sûr, ce n'est pas parce qu'un aliment ne contient aucun produit animal qu'il est sain. Il y a beaucoup de malbouffe végétalienne dans le monde ces jours-ci, et même si c'est un changement amusant de race, il y a même quelques heures, ça ne va pas pour aider votre corps à rester en bonne santé.

En plus d'être à base de plantes, les aliments doivent également être entiers. Cette farine menDne (Whete Flour, WHAE Росtap, marle HagT?) Sont Out-ARE LUPT FROM ANDE. Il en va de même pour les huiles, même les choix les plus sains tels que l'huile d'olive, de noix de coco ou de pépins de raisin (plus de détails dans un instant). Encore une fois, cela ne veut pas dire que vous ne pouvez jamais ou ne devriez jamais les avoir si ce petit écart de temps en temps vous aidera à établir des habitudes qui durent des années, pas des mois. N'oubliez pas la règle des 10 % et gardez les calories des aliments non entiers dans votre alimentation en dessous de ce seuil. (Vous verrez que nous utilisons quelques-uns de ces ingrédients avec parcimonie dans nos recettes, en particulier dans ceux destinés à être du carburant athlétique, où p les glucides transformés sont plus facilement disponibles pour le corps que les aliments entiers.)

C'est aussi pourquoi les smoothies sont meilleurs que les jus. Lorsque vous faites du jus de fruits et de légumes, vous enlevez plus que la fibre. Vous supprimez également les nutriments qui se lient aux fibres, de sorte que vous perdez la micronutrition (et l'intégrité de l'ensemble de la nourriture) tout en augmentant densité calorique.

Mélangez le fruit entier dans une pâte lisse, cependant, et vous avez tout ce qui est dans le fruit entier, dans une forme pratique, sur le pouce vous permet d'ajouter encore plus d'aliments entiers à votre régime alimentaire.

MAIS . . . QU'EN EST-IL DES PROTÉINES ?

Si vous êtes nouveau dans ce régime, comme la plupart des gens, nous savons ce que vous pensez : où suis-je, un athlète, pour obtenir ma protéine ? Dans un monde déterminé à obtenir ses protéines (et stimulé par les publicités et les lobbies de la grande agriculture), nous savons que la prochaine étape sera difficile à croire.

Si vous mangez des aliments entiers, vous n'avez pas à vous soucier d'obtenir suffisamment de protéines. Même lorsque ces aliments sont des plantes.

Jetez un coup d'œil aux athlètes d'élite qui excellent avec un régime à base de plantes. Vous vous souvenez de Michael Arnstein, qui a couru 100 milles en moins de 13 heures (une course de moins de 8 minutes) ? Dans son régime de fruits et légumes crus, seulement environ 10 % des calories sont des protéines. D'autres athlètes végétaliens tels que Brendan Brazir et Scott Jurek ont déclaré qu'ils tiraient environ 15 % de leurs calories des protéines, et même n Chris Carmichael (coach en nutrition de Lancesstrong depuis de nombreuses années) recommande dans son livre Foood for Fitness que la plupart des athlètes d'endurance Les omnivores et les végétaliens ne tirent que 12 à 15 % de leurs calories des protéines pour une performance optimale.

Alors, quel type de régime vous met dans cette gamme ? Vous l'avez deviné : un aliment complet, à base de plantes. Plus de 25 pour cent des aliments dans la plupart des haricots proviennent de protéines, avec des pois chiches, des lentilles et du soja ayant plus de 30 p rotein. Les amandes contiennent 15 % de protéines ; le blé entier est de 14 pour cent. La plupart des fruits contiennent moins de protéines que ces aliments, mais jetez un œil à certains légumes courants : protéines ; Le chou frisé contient 35% de protéines. Et Poreue était sur quelque chose avec tact : plus de la moitié de ses calories proviennent des protéines.

Vous pouvez donc voir que ce n'est pas seulement le tofu, les haricots et les noix qui contiennent les protéines dans un régime à base de plantes. En effet, à peu près tout le reste dans les aliments entiers, les régimes à base de plantes - céréales, légumes, tout sauf la plupart des fruits - a une protéine contenu égal ou supérieur à 12 à 15 % du total des calories. Mettez tout cela ensemble et vous obtenez un régime qui vous fournit beaucoup de protéines, même en tant qu'athlète.

L'astuce ici, bien sûr, est d'éliminer la plupart des aliments transformés de votre alimentation. Ces aliments ont une grande partie de leurs protéines (sans parler des fibres et des précieux micronutriments). Le sucre et l'huile ne vous donneront aucune protéine, et plus vous incluez de ces aliments dans votre alimentation, plus vous réduisez l'av grande quantité de protéines. Alors oui, si vous deviez suivre un régime végétalien chargé de malbouffe, il est peut-être vrai que vous n'obtiendriez pas assez de protéines pour rencontrer votre athlète dans les objectifs. Mais si vous basez votre alimentation sur des aliments entiers, vous consommerez probablement une quantité adéquate de protéines avec peu d'effort.

OK, nous pouvons donc obtenir suffisamment de protéines à partir d'un régime à base de plantes, mais qu'en est-il de la qualité de cette protéine ? Les protéines animales ne sont-elles pas meilleures parce qu'elles sont "plutôt complètes" que les protéines végétales ? On pensait autrefois que parce que certains aliments végétaux contiennent des quantités relativement faibles de certains acides aminés essentiels (c'est s, parmi les acides que notre corps ne peut pas produire et que nous devons donc tirer de la nourriture), des aliments végétaux avec les profils d'acides aminés doivent être combinés dans un seul repas, par exemple du riz et des haricots. Il s'avère que la nécessité de combiner des protéines est un mythe qui a été démystifié dans les années 1990 ; pourtant, pour une raison quelconque, il persiste à ce jour. Au lieu d'utiliser uniquement les acides aminés du repas le plus récent, notre corps s'accumule parmi les acides et les protéines de résolution. du dans le corps de sorte que, selon le Dr. Gregger, il est "pratiquement impossible de concevoir un régime d'aliments végétaux entiers qui est suffisant en calories mais déficient en protéine.

Et comme si cela ne suffisait pas, il s'avère qu'en mangeant toutes ces protéines animales qu'on vous a dit que vous deviez consommer, vous pourriez être vous sourçage de la maladie et de l'inflammation. Il a été démontré que certaines protéines animales, en particulier des protéines complètes, augmentent les niveaux d'insuline de notre corps. n-like growth factor 1 (IGF-1), une hormone liée aux cancers colorectaux, de la prostate et du sein. La croissance dans le gymnase est une chose - et oui, les protéines animales pourraient vous aider à l'atteindre - mais si cela se fait au prix d'un risque accru de un cancer ?

Comme vous pouvez l'imaginer, toutes ces informations démystifient certainement l'idée que vous avez besoin d'une poudre de protéines (dont la plupart ne sont pas des aliments entiers de toute façon) dans votre vie. et. Cela dit, une poudre peut être très utile sur le plan psychologique, lorsque vous êtes nouveau dans ce régime et que vous vous inquiétez des protéines, en particulier vraiment quand tout le monde autour de vous dit que vous n'en aurez pas assez. Il pourrait également être utile plus tard comme aliment de commodité ou pour aider à intégrer votre régime alimentaire à base de plantes dans d'autres stratégies nutritionnelles qui peuvent vous comptez sur un apport protéique plus élevé.

DENSITÉ CALORIQUE : LA CLÉ DU POIDS SAIN (ET LA RÉPONSE

AU « POURQUOI PAS D'HUILE ? »)

Une différence frappante entre ce livre et le premier de Matt, No Meat Athlete, est que chaque recette de celui-ci est sans huile ou comprend un n oortion facile sans huile. Alors, quel est le problème avec le pétrole? Même un coup d'œil rapide sur les livres et les documents dans le monde de la nutrition à base de plantes transforme votre médecin après avoir discuté des avantages d'un "aliment complet, régime à base de plantes. L'huile fait tellement partie de la cuisine de notre culture qu'il est facile de supposer que l'huile (en particulier l'huile d'olive extra vierge tant vantée) est est sain et entier. Mais un examen plus approfondi révèle que lorsque les médecins végétaliens parlent d'aliments entiers, l'huile n'en fait pas partie.

Noix de coco, bien sûr. L'huile de noix de coco, non.

Avosado, merveilleux. L'huile d'avocat, pas si bonne.

Olives, vous pariez. L'huile d'olive, pas l'aliment santé qu'il est censé être.

L'huile est la partie grasse de ce qui était un aliment entier. Lorsque l'huile est pressée, elle apporte avec elle beaucoup de calories, mais laisse derrière elle la plupart des micronutriments précieux dans la plante. retiré de.

Beaucoup de calories, pas beaucoup de nutriments : en d'autres termes, l'huile n'est pas élevée sur l'échelle H = N/C. Mais il y a une raison encore plus grande de réfléchir à deux fois avant de verser de l'huile d'olive sur votre salade ou de commencer votre sauce à l'oignon et à l'ail. té en prenant votre bouteille d'huile pour quelques lars autour du plateau. Et cela est possible que ce soit, ce qui est possible, ce qui est tout au long de la première fois que vous êtes à la fin d'une lément.

Nous avons l'habitude de penser à la nourriture en termes de calories par portion. Mais juste à titre de comparaison, jetons un coup d'œil au nombre de calories par tour de certains aliments courants.

Bien sûr, personne de sensé ne consomme un tour d'huile (ou un tour de presque n'importe quoi) en une seule séance, mais cela démontre c'est à quel point l'huile s'intègre mal dans les aliments qui sont vraiment ceux qui l'aiment - c'est plus de 40 % que les noix et les graines, et plus de 400 % plus dense que le prochain aliment entier (avocat) sur la liste !

Pour les personnes souhaitant perdre du poids, cela est essentiel. Plus un aliment est calorique, moins il prend de place dans votre estomac, donc plus vous aurez besoin de calories avant de vous sentir rassasié. Si vous mangez des aliments de la moitié de la liste, un estomac plein de nourriture pourrait comprendre 500 calories, peut-être 700 si vous y allez vraiment tu es grand. MAIS WOU SENNG FROTLOM FROTLOM DE Tyt, WOUDULLOLLRL DE RAULDOLLLLLATION OPH el de sot.

LÉGUMES

- 100 calories par tour
- DES FRUITS
- 300 calories par tour

- GLUCIDES COMPLEXES NON RAFFINÉS,

- POMMES DE TERRE, GRAINS ENTIERS, LÉGUMINEUSES

- 400 à 600 calories par tour

- AVOCATS

- 750 calories par tour

- GLUCIDES COMPLEXES RAFFINÉS

- 1 200 calories par tour

- SUCRE

- 1 800 calories par tour

- CHOCOLAT

- 2 500 calories par tour

- NOIX ET GRAINES

- 2 800 calories par tour

- HUILE

4 000 calories par tour

REMARQUE : Ce sont des moyennes approximatives, car chaque catégorie ci-dessus contient de nombreux aliments différents.

Donc, pour perdre du poids, il suffit de s'en tenir aux aliments qui se trouvent près du haut de la liste, dans les trois ou quatre premiers emplacements. Vous pouvez les manger jusqu'à ce que vous soyez complètement rassasié, chaque fois que vous avez faim, et vous constaterez probablement que votre corps se déplace difficilement vers son poids idéal. (Cela s'applique également à ceux d'entre nous qui essaient de maintenir leur poids en vieillissant.) Si votre objectif est de prendre du poids, les mêmes principes s'appliquent, mais vous 'd

vous voulez consommer beaucoup d'aliments (toujours entiers, afin de le faire sainement) qui sont assez denses en calories - vous ne voulez toujours pas manquer sur les micronutriments que les fruits et légumes fournissent, mais vous trouverez qu'il est facile de obtenez beaucoup de calories si vous vous concentrez sur des aliments riches en calories tels que les patates douces, les haricots, les avocats, les noix et les graines.

À ce stade, il existe des aliments vraiment sains tels que les noix et les graines qui sont très denses. Parce qu'ils sont entiers (et surtout s'ils sont crus), les noix et les graines contiennent beaucoup de micronutriments dans leurs parties, et ils sont fortement liés à la longévité. Les seules raisons d'envisager d'éviter les noix, à part un allergène ou une intolérance, seraient si vous essayez de perdre du poids, ou sont à haut risque de développer une maladie cardiaque, et même alors, ce n'est pas tout à fait clair que les risques de manger des noix l'emportent sur les avantages.

Comme d'autres changements de régime (en supposant que vous n'ayez pas une situation de santé désastreuse), l'élimination de l'huile est à prendre progressivement. Un long filet d'huile plusieurs fois autour de la poêle pour commencer à cuisiner un repas peut devenir une cuillère à soupe. Avant longtemps, vous pouvez réduire cela à une ou deux.

Même si vous n'avez pas envie de vous débarrasser complètement de l'huile, essayez de la réduire progressivement comme celle-ci pour voir à quel point ça te manque.

Une note finale sur la cuisine sans huile : puisque la consommation de Les produits pour animaux sont, vous n'avez peut-être pas besoin ou ne voulez pas supprimer tous les dr. ou de l'huile ajoutée de votre alimentation. Et c'est OK. La famille de Matt ne l'utilise plus souvent à la maison (et ils cuisinent 90 à 95 % de leur nourriture à la maison), donc ils en tirent le meilleur parti c'est de manger de cette façon sans avoir à se sentir comme s'ils ne pouvaient jamais manger vraiment spécial repas à base d'huile. Stepf n'est pas sans huile et n'a pas l'intention de l'être, même si elle essaie de le limiter dans ses réponses.

Comme nous l'avons dit précédemment, chaque recette de ce livre est gratuite ou inclut une version gratuite, et nous espérons que si vous êtes curieux de cuisiner sans huile, la recette est ici. pour essayer sans sacrifier beaucoup de saveur.

Dans de rares cas, nous utilisons des ingrédients achetés en magasin qui peuvent contenir de l'huile. Vous avez le choix d'omettre certaines parties d'une recette pour qu'elle soit à 100 % sans huile, comme la croûte dans le fromage No-Bake Mosha, ou swar in une version sans huile de l'ingrédient, telle que l'utilisation de poudre de piment dans la Salsa Chirotle-Pumpkin Seed. Si vous suivez un régime strict sans huile, assurez-vous de lire les étiquettes de tous les ingrédients achetés en magasin, tels que la salsa, la crème ra say, hot say, et chocolate chirs. .

Et avec les crêpes et les gaufres, vous avez deux options : utiliser une poêle ou un gaufrier bien préparé qui ne nécessite pas d'huile, ou une petite quantité d'huile ou d'aérosol de cuisson pour vous garder nos crêpes et gaufres à partir de coller.

UN MOT SUR LES SUPPLÉMENTS

Nous avons expliqué pourquoi les suppléments de protéines sont inutiles pour presque tout le monde. Mais cela ne veut pas dire que vous devriez annuler complètement les suppléments. Avant d'entrer dans les détails, cependant, il est important de comprendre que vos besoins peuvent être différents des nôtres, alors ne présumez pas que parce que nous prenons (ou ne prenons pas) quelque chose, que vous voudrez ou devrez faire de même. Nous vous recommandons de parler de nutrition à un médecin, un nutritionniste ou un diététiste. Notre objectif pour cette section est de vous donner un endroit à partir duquel commencer à poser des questions.

FIRT: Vitamine B12 lation à Uyu'll fin, echo 100 repris par la République du Kazakhstan, RlaNT-Bae DIET y GGET. La carence en vitamine B12 est courante, même chez les omnivores, et la vitamine B12 est difficile à trouver dans un régime à base de plantes, à l'exception des aliments qui en sont enrichis. Certains végétaliens soutiennent que parce que la vitamine B12 provient d'un baster trouvé dans le sol, nous pouvons l'obtenir sans problème simplement en mangeant " produit sale ; ce même argument est utilisé pour défendre le régime à base de plantes lorsque le manque de B12 est mis en évidence comme preuve qu'il n'est pas naturel de ne mangez que des plantes. Peut-être produire, avant qu'il ne soit lavé aussi soigneusement qu'il l'est aujourd'hui et lorsque les sols étaient plus sains, fournissait tout le B12 dont nous avions besoin. Mais nous ne sommes pas convaincus et nous aimons laver nos légumes. Nous prenons donc de la B12 dans notre multivitamine et vous recommandons de le faire également.

Cela soulève une autre question : si vous pouvez trouver des suppléments B12 autonomes, à partir d'une multivitamine entière, pourquoi les prendre ? ultime?

Nous sommes tous pour les aliments entiers, et avec une alimentation variée, vous pouvez probablement obtenir la plupart de ce dont vous avez besoin. Mais par mesure de sécurité, nous aimons prendre une multivitamine. Mis à part le fait que la dualité du sol moderne et d'autres pratiques agricoles modernes rend la teneur en nutriments des fruits ts et légumes inférieurs à ceux que nous avons évolués, il y a plusieurs nutriments qui sont généralement déficients dans un régime à base de plantes à 100 pour cent s. Selon le Dr. Fuhrman dans Surer Immunity, ce sont :

- B12
- Zins
- Iode
- Vitamine D
- Vitamine K2
- les acides gras omega-3

Nous devons souligner que les méga-doses de vitamines, de minéraux et d'autres nutriments peuvent être dangereuses. Même les vitamines qui ont longtemps été considérées comme sûres à fortes doses se sont avérées ne pas l'être ; un exemple est la vitamine A, qui à grande dose a été liée au cancer. Pour limiter le risque que votre multivitamine fasse plus de mal que de bien, recherchez-en une dérivée de sources duales et en relativement petites doses.

Parmi les nutriments de la liste ci-dessus, tous sauf les oméga-3 peuvent généralement être trouvés dans les multivitamines. Mais nous pouvons sûrement obtenir des oméga-3 à partir de noix et de graines de lin, n'est-ce pas ?

Pas si vite. La vérité est que les oméga-3 sont trois types d'acides gras (acide alha-linolénique, acide dosohexaénoïque et acide eicosapentaénoïque) et les aliments végétaux n'en sont qu'un.

Les gens (pas seulement les végétaliens) sont généralement déficients dans tous les types d'arbres, par ALA est très facile à obtenir dans les noix, les graines (chanvre, lin, sh ia), et les légumes-feuilles. Ceci, en plus du lien général entre les noix et la longévité, est la raison pour laquelle ces aliments sont un excellent complément aux smoothies.

Mais le DHA et l'EPA sont plus difficiles à trouver dans les aliments végétaux. Et il s'avère que même si le corps de certaines personnes est capable de convertir l'ALA en DHA et en EPA en quantités suffisantes, d'autres ne le peuvent pas. Pour cette raison, vous devriez ajouter une petite quantité de supplément DHA/EPA à votre lait ou à votre eau chaque matin. Un test sanguin peut déterminer si votre corps est capable de convertir suffisamment d'ALA en DHA et en EPA, mais si vous n'allez pas vous faire tester, cela vaut probablement la peine de faire un test pour être sûr.

VOTRE CUISINE VÉGÉTALE

Que vous couriez un marathon ou que vous prépariez un dîner, toutes les connaissances du monde ne vous aideront pas si vous ne l'orniérez pas. Mais trop souvent, des ingrédients exotiques et des techniques complexes créent un obstacle dans la cuisine, en particulier pour les athlètes occupés. Nous aimons tous les deux cuisiner pour le plaisir, souvent avec nos conjoints. Mais la plupart des nuits, après une journée de travail et au moins une séance d'entraînement, nous avons faim et fatigué (et, certes, parfois affamé) à l'heure du dîner.

Nous ne voulons pas passer une heure dans la cuisine ou nous occuper d'un évier plein de plats sales avant de nous coucher. Et face à un choix entre du tofu parfaitement poêlé qui requiert toute notre attention ou du tofu cuit au four qui est presque un est clair et nécessite moins de surveillance, nous choisirons l'ortion mains libres. (Nous pensons que vous voleriez aussi.)

Tout au long du livre, nous avons choisi des ingrédients et des méthodes qui trouvent un équilibre entre délicieux et savoureux. Nous allions nos épices, ce qui est possible, ce qui a été réalisé, et il faut plus que cela nécessite moins de tout. Le résultat : une très bonne cuisine qui fonctionne dans la vraie vie. Nous avons développé ces réponses par nécessité et par désir de nous nourrir de nourriture nourrissante et satisfaisante tout en équilibrant l'entraînement avec le le reste de nos vies de busu. Après des mois et des heures de les avoir en rotation régulière, nous avons décidé d'écrire ce livre. Mais avant qu'un plat ne soit coupé, il a été testé lors de nuits animées par des gens comme vous - ceux qui essaient d'obtenir de la nourriture sur la table dans une raison un laps de temps raisonnable. Si une recette est trop longue ou trop compliquée, nous l'éliminerons.

Avant de commencer à cuisiner, regardons comment vous pouvez stocker votre cuisine pour faire la planification des repas et la rendre un peu plus facile. Nous vous donnerons un aperçu de nos cuisines No Meat Athlete et partagerons nos incontournables surprises, qui vous feront gagner du temps. s, et tirs.

STOCKAGE DE LA CUISINE DES ATHLÈTES SANS VIANDE

Comme nous avons rédigé une liste des "incontournables" de la cuisine, nous ne pouvions pas penser à un seul élément dans notre cuisine qui soit utilisé dans un seul but, à part notre café et notre thé. Bien sûr, vous pouvez acheter un avocat si vous en voulez vraiment un, mais vous ne le trouverez pas sur notre liste d'essentiels. Voici les incontournables de No Meat Athlete Kitchen, dont beaucoup que vous avez peut-être déjà à la maison :

Bons couteaux : ne vous inquiétez pas d'acheter un couteau complet ; Tout ce dont vous avez vraiment besoin est un couteau de chef de 8 pouces (20 cm) et un couteau à découper. Ils n'ont pas besoin d'être fantaisistes ou coûteux, assurez-vous simplement qu'ils sont en forme et continuez à le rester. Le couteau de votre chef s'occupera de tous vos besoins en matière de découpage et de découpage, vous l'utiliserez donc quotidiennement. Il devrait être confortable dans votre main, avec une poignée robuste et un traversin épais (le métal qui s'étend du bord de la lame à la poignée) qui servira un C'est un protège-doigts. Votre couteau à éplucher doit avoir une longueur de 3 ou 4 pouces (7,5 à 10 cm), avec une lame qui s'étend à travers le manche. (Ignorez les différentes versions, qui peuvent grincer et casser.) et légumes.

Éplucheur en Y : un éplucheur en Y fait le même travail que l'éplucheur de légumes traditionnel, mais sa forme est différente. Au lieu que la lame soit un prolongement du manche, elle lui est perpendiculaire, attachée par un soc en « Y ». La part en Y et la construction robuste le rendent beaucoup plus facile à utiliser ! Croyez-nous : c'est un investissement qui en vaut la peine, car il vous permet de consommer des légumes en deux fois moins de temps. revenir à la fin et recommencer. Épluchez les aliments habituels comme les carottes, les betteraves et les panais, ainsi que la pâte de noyer cendré et la mangue. (Gardez les doigts de la main qui tient la nourriture hors du chemin de la lame - c'est shapé !)

ASTUCE : Utilisez votre éplucheur pour faire des nouilles aux légumes sans éplucheur. L'éplucheur fera une pâte en forme de ruban qui ressemble à la parrardelle.

GRANDE PLANCHE À DÉCOUPER : Bien sûr, vous pouvez utiliser un tas de petits bols pour contenir chaque ingrédient, mais nous préférons de loin utiliser une planche à découper à la place. Choisissez-en un qui soit assez grand pour que vous puissiez le placer au milieu et à l'avant, puis déplacez chaque ingrédient vers l'arrière pendant que vous terminez votre entraînement. euh. Transférez les ingrédients directement de la planche à découper à votre poêle.

CONSEIL : Vous pouvez utiliser votre couteau pour recueillir vos ingrédients hachés, mais utilisez le tor du couteau, pas le côté lame. Gratter la lame le long de la planche à découper la rendra terne. Encore mieux : investissez dans un grattoir à bol avec un bord plat. Vous pouvez l'utiliser pour nettoyer vos bols ou votre robot culinaire et nettoyer votre planche à découper.

MÉLANGEUR : Nous vous recommandons vivement d'acheter un mélangeur à grande vitesse, tel qu'un Blendtes ou un Vitamix. Nous avons brûlé assez de mélangeurs et souffert de crème de noix de cajou assez épaisse et granuleuse pour faire l'investissement dans l'un de ces les modèles gh-end valent la peine. Recherchez des ventes à des endroits tels que Costco ou un modèle remis à neuf accompagné d'une garantie. Il paiera pour lui-même en un an - les nôtres l'ont fait tous les deux. Nous les utilisons quotidiennement pour tout, des smoothies à la crème de noix de cajou.

CONSEIL : Si le mélangeur que vous choisissez propose des pièces supplémentaires, ou pour la lame sèche supplémentaire (vous pouvez économiser gros en broyant vos propres grains entiers, l égumes et noix) et la portion individuelle sont. .

PROCESSEUR ALIMENTAIRE : C'est le BFF d'un sook occupé, haut la main. Un modèle robuste avec un fond lesté et un moteur plus puissant, tel qu'un Cuisinart, peut tout gérer, du tranchage des betteraves au déchiquetage des rotations sucrées aux ingrédients somnifères pour les burgers végétariens.

Bien qu'un mélangeur à grande vitesse soit meilleur pour faire du houmous, du beurre de noix et du beurre de noix, le processus alimentaire est imbattable quand il s'agit de préparer les légumes. Lorsque nous préparons des soupes, des ragoûts et des salades de chou, nous utilisons les lames de tranchage et de déchiquetage pour tout, des oignons au chou. Bien que nous puissions faire ces tâches à la main, nous aimons le plaisir, même les résultats fournis par un transformateur alimentaire. Si vous n'êtes pas prêt à investir dans un modèle robuste, même un robot culinaire d'entrée de gamme fera l'affaire.

ASTUCE : Si une recette a une longue liste d'ingrédients, comme le soja végétal, utilisez le processus alimentaire pour les comprendre dans l'ordre sera utilisé, puis transférez-le dans la pourriture au besoin. Cela fait gagner tellement de temps !

Si vous voulez faire attention à ce que vous mettez dans votre corps, il est important de savoir comment vous arrêtez et réchauffez votre nourriture. r. Étant donné que le plastique - même les articles présentés comme "sans BPA" - peut libérer des produits chimiques nocifs, imitant les hormones, dans vos aliments, le verre est un choix plus sûr. e. Les contenants de verre coûtent plus cher à l'avant, mais ils durent des années, se nettoient facilement et peuvent passer du réfrigérateur au micro-ondes ; beaucoup vont même au four et au lave-vaisselle. Pyrex a un ensemble abordable de dix pièces, et pour la plupart des gens, deux ensembles devraient suffire.

CONSEIL : Lavez les couvercles à la main pour prolonger leur vie et les empêcher de se déformer ou de se fissurer dans le lave-vaisselle.

BOCAUX EN CONSERVE : Ces bocaux pourraient être sa façon tendance de servir des boissons et de la nourriture ces jours-ci, mais nous les aimons parce qu'ils sont aussi pratiques et aff rdable. Les bocaux d'une demi-pinte (240 ml) sont utiles pour conserver les épices et les sauces, tandis que les pots d'une demi-taille (950 ml) sont idéaux pour prendre des salades, des jus s, et smoothies en déplacement. Vous pouvez les acheter à la douzaine dans les grands supermarchés tout au long de l'année.

CONSEIL : Vous pouvez même apporter des bocaux en conserve au magasin pour éviter d'utiliser des sacs en plastique pour les articles en vrac. Pesez-les d'abord et écrivez le poids au bas du pot au marqueur permanent.

FEUILLES DE CUISSON: L'une de nos astuces préférées pour gagner du temps est d'utiliser le four chaque fois que cela est possible, surtout pour cuire des légumes.

La cuisson et le rôtissage ne nécessitent pas autant de surveillance que le sauté ou le mijotage. Pour cela, les plaques de cuisson sont incroyablement utiles. Vous n'aurez besoin que de deux, car c'est le nombre de fours qui peuvent tenir dans la plupart des fours à la fois. Achetez des plaques de cuisson qui sont bordées, ce qui aidera à empêcher les aliments de glisser ou de rouler.

DOUBLURES OU TAPIS EN SILICONE : ces tapis sont utilisés pour tapisser les plaques de cuisson et empêcher les aliments de coller ; ils sont particulièrement utiles pour la cuisson et la torréfaction sans huile. Après avoir expérimenté avec quelques types de revêtements en silicone, nous avons déterminé que le S original la marque ilrat de France est de loin la meilleure. Ces tapis sont aussi les plus chers, mais ils tiennent bien et se lavent facilement. Vous n'en aurez besoin que de deux, et ils dureront des milliers d'utilisations.

ASTUCE : Pour nettoyer encore plus facilement la cuisson ou la torréfaction, utilisez du papier sulfurisé plutôt qu'une doublure réutilisable. Nous préférons la variété non blanchie. Pour réduire les déchets, économisez du rarchment pour les nuits de busu lorsque vous avez besoin de rationaliser votre nettoyage ou pour des articles tels que des hamburgers végétariens, où vous voulez Je vais réutiliser le rachment pour le stockage. (Coupez-le et placez-le entre chaque burger.)

TASSES ET CUILLÈRES À MESURER : Pour vous assurer d'obtenir les résultats souhaités de votre recette, vous devrez utiliser des tasses et des cuillères à mesurer. Choisissez des variétés d'acier inoxydable durables avec des mesures clairement marquées qui ne frotteront pas ou ne se laveront pas. Vous aurez également besoin d'une tasse à mesurer spécialement conçue pour les liquides.

PLATS DE CUISSON DANS DIFFÉRENTES TAILLES : Nous comptons beaucoup sur le four pour les dîners à un plat. Choisissez de petits plats en cocotte de 1,5 litre (1,5 L) avec un couvercle pour les légumes et les grains entiers; les versions 3 litres (3 L) sont idéales pour les plats mijotés et les repas complets. Un plat de cuisson de 9 x 13 pouces (23 x 33 cm) est également utile pour les lasagnes et les plats en couches. Nous préférons la céramique ou la fonte émaillée au verre, mais le choix vous appartient.

CONSEIL : Pas de couvercle ? Au lieu d'utiliser une feuille d'aluminium pour couvrir un plat de cuisson de 9 x 13 pouces (23 x 33 cm), inversez une plaque de cuisson et utilisez-la pour couvrir le dessus. Il s'adapte bien et est plus facile à retirer si vous avez besoin de vérifier la progression d'un plat.

POÊLES: Idéalement, vous devriez avoir une grande poêle en fonte et une poêle en céramique antiadhésive, mais si votre poêle en fonte est bien cuite sonné et bien entretenu, c'est tout ce que vous mangez De la cuisson des légumes à la préparation des crêpes, une poêle antiadhésive est incroyablement utile, surtout si vous mangez et cuisinez sans huile.

FOUR HOLLANDAIS OU MARMITE À FOND ÉPAIS AVEC COUVERCLE ALLANT AU FOUR :
Il peut servir de bouillon et est idéal pour les soupes, les ragoûts et les sauces. Nous aimons ceux en fonte émaillée, mais toute pourriture lourde avec un couvercle fera l'affaire. Choisissez-en un qui fait au moins 5 quarts (5L).

CRÉPINE EN MAILLE : une crépine en maille métallique robuste est beaucoup plus polyvalente qu'une crépine en plastique. Toutes les préoccupations concernant la lixiviation du plastique dans les aliments nous rendent un peu nerveux à l'idée de vider le couvercle chaud à travers le plastique. Utilisez-le pour égoutter et rincer les haricots, laver les produits, filtrer les stocks, égoutter les pâtes et décongeler les légumes.

SALAD SPINNER: Une bonne essoreuse à salade signifie la différence entre une salade parfaitement habillée et une salade molle. Il peut également être utilisé pour sécher des herbes fraîches, qui colleront à votre couteau et se dissiperont plus rapidement si elles sont arrosées. Si vous mangez des légumes tous les jours, cet outil presque unique en vaut vraiment la peine.

DES TECHNIQUES DE CUISINE POUR VOUS FACILITER LA VIE

Qu'est-ce qu'il y a entre beaucoup de choses et un repas sain et fait maison, c'est savoir cuisiner. Bien que nous ne puissions pas être chef, nous pouvons nous mettre à l'aise dans la cuisine. Vous allez adorer le sentiment d'autosuffisance qui accompagne la préparation de vos propres repas.

Voici un aperçu de certaines des techniques les plus courantes que nous utiliserons. Ne vous inquiétez pas si vous ne connaissez pas bro de bro (ou ne vous souciez pas d'apprendre); nous offrons chaque recette dans tous les sens.

BRAISE : aliments à cuisson lente, tels que légumes, haricots, tofu ou tempeh, dans une petite quantité de liquide (généralement de l'eau ou du bouillon). Vous pouvez ajouter des aromates tels que des carottes, des oignons ou de l'ail, ainsi qu'un peu d'acide tel que du vin, du vinaigre ou du jus d'agrumes. empêcher les légumes de se transformer en bouillie et ajouter une saveur supplémentaire. Le braisage peut être fait sur la cuisinière ou dans le four, et il aide les plats à développer plus de saveur sans huile. Cette technique est mieux utilisée pour les haricots et les légumes durs, bien que des légumes délicats et des herbes fraîches puissent être ajoutés à la fin.

GRIL : Cuire les aliments sous chaleur directe pour les dorer. Le grillage produit essentiellement les mêmes résultats que le grillage, bien que la source de chaleur soit sur ou au lieu de ci-dessous. Cette technique fonctionne bien pour les aliments qui cuisent rapidement, comme le tofu, les poivrons et les aubergines.

RÔTISSAGE (ET CUISSON) : Le rôtissage et la cuisson au four sont essentiellement la même technique ; la seule vraie différence est la température du four. La cuisson est plus douce avec des températures de four plus basses - 350 à 400 ° F (180 à 200 ° C) - et entraîne peu ou pas de brunissement. Lors de la cuisson, les plats peuvent être couverts ou découverts. La torréfaction nécessite généralement une température d'au moins 400 ° F (200 ° C); la chaleur accrue concentre la saveur et favorise le brunissement. Avec la torréfaction, les plats ne sont pas couverts.

SAUTÉ : signifiant "sauter" en français, sauter implique de faire cuire de la nourriture dans une petite quantité d'huile chaude. Il crée un extérieur bruni en extrayant les sucres naturels d'un aliment à base de plantes. Ce processus de brunissement ajoute non seulement de la couleur; il concentre également la saveur. Choisissez une poêle suffisamment grande pour contenir vos aliments en une seule couche; empilé, il va cuire à la vapeur plutôt que sauter. La chaleur doit être au moins moyenne. Remuez souvent pour éviter de brûler.

Même si Julia Child n'est pas d'accord, vous pouvez sauter sans huile. De l'eau, du bouillon ou un autre liquide savoureux peuvent être utilisés pour créer un effet similaire, appelé "sauté à sec ou à l'eau". Bien que renoncer à l'huile créera plus d'effet de vapeur, les avantages pour la santé l'emportent sur tout léger compromis dans la couleur ou la texture .

REMARQUE SUR LA PRÉPARATION DES LÉGUMES

La façon dont vous coupez les légumes est importante. Cela affectera les temps de trempage et la saveur et la texture du plat final. Si vous n'êtes pas à l'aise avec un couteau, envisagez de suivre un cours dans un magasin de cuisine local ou regardez quelques vidéos sur YouTube. Vous pouvez parfois utiliser un robot culinaire si vous ne vous sentez vraiment pas à l'aise avec un couteau, mais cela vaut la peine d'investir un peu de temps pour apprendre quelque chose. w compétences de base de couteau. Si vous avez un robot culinaire, apprenez à l'utiliser pour déchiqueter et trancher uniformément avec facilité.

Pour s'assurer que les aliments cuisent au bon rythme, nous fournissons des instructions spécifiques dans chaque recette. Nous utilisons quelques termes différents pour décrire comment couper des légumes et d'autres ingrédients. Voici ce que nous voulons dire (ce ne sont pas des définitions de chef, juste quelques explications pour les cuisiniers occupés)

Un plan de repas simple pour une semaine

Passer à un régime alimentaire complet à base de plantes n'a pas à être difficile.

Le menu d'une semaine suivant peut vous aider à réussir. Il comprend un petit nombre de produits d'origine animale, mais la mesure dans laquelle vous incluez des aliments pour animaux dans votre alimentation dépend de vous.

Lundi

- Petit-déjeuner : flocons d'avoine à base de lait de soja, de baies, de noix de coco et de noix.
- Déjeuner : grande salade composée de légumes frais, de pois chiches, d'avocat, de graines de citrouille et de fromage de chèvre.
- Dîner : curry de butternut.

Mardi

- Petit-déjeuner : yaourt nature riche en matières grasses avec des fraises tranchées, du soja non sucré et des graines de citrouille.
- Déjeuner : piment sans viande.
- Dîner : rotation sucrée et tacos aux haricots noirs.

mercredi

- Petit-déjeuner : un smoothie à base de lait de coco non sucré, de baies, de pâte d'arachide et de protéines végétales non sucrées.
- Déjeuner : Wrap au houmous et aux légumes.

- Dîner : nouilles de courgettes mélangées à des boulettes de viande de poulet.

Jeudi

- Petit-déjeuner : flocons d'avoine salés avec avocat, salsa et haricots noirs.
- Déjeuner : Salade de quinoa, légumes et feta.
- Dîner : poisson grillé avec patates douces rôties et brocoli.

Vendredi

- Petit-déjeuner : tofu et frittata aux légumes.
- Déjeuner : Salade de Larré garnie de crevettes grillées.
- Dîner : fajitas grillées.

Samedi

- Petit-déjeuner : Mûre, chou frisé, beurre de cajou et protéines de noix de coco.
- Déjeuner: Sushi de légumes, d'avocat et de riz brun avec une salade d'algues.
- Dîner : Salade d'aubergines au fromage et une grande salade verte.

Sundau

- Petit-déjeuner : Omelette de légumes à base d'œufs.

- Déjeuner : bol de légumes rôtis et de tahiné.

- Dîner : Burgers aux haricots noirs servis sur une grande salade avec des tranches d'avocat.

Comme vous pouvez le constater, l'idée d'un régime alimentaire complet à base de plantes consiste à utiliser des produits d'origine animale.

Pour qui les régimes à base de plantes sont-ils devenus populaires ?

Les plantes regorgent des sources de nutriments les plus riches dont le corps humain a besoin pour prospérer. Les fruits et légumes, en particulier, nous fournissent des antioxydants, des phytochimiques, des arômes, des fibres, des enzymes et des vitamines essentielles. ins et minéraux. En d'autres termes, les avantages d'un régime à base de plantes proviennent de toutes les bonnes choses dont notre corps a besoin pour être sain et fort.

Il existe également une quantité écrasante de recherches montrant que manger plus de plantes et moins de produits d'origine animale peut aider à prévenir ou à éviter même inverser bon nombre des pires maladies chroniques de notre temps. Et si ce n'est pas assez motivant, les régimes à base de plantes profitent également à l'environnement. Manger de cette manière met un frein au changement climatique et réduit l'incidence de la souffrance et de la cruauté envers les animaux.

C'est beaucoup de bons côtés, n'est-ce pas ?

Il n'est donc pas surprenant que l'intérêt pour l'adoption d'un mode de vie à base de plantes ait explosé au cours des dernières années. Selon une récente enquête sur l'alimentation et la santé menée par l'International Food Information Council Foundation, plus de la moitié des consommateurs américains sont intéressés par le en savoir plus sur les régimes à base de plantes. Et les ventes de viandes et de produits laitiers à base de plantes augmentent considérablement - même en surpassant leur contre-attaque à base d'animaux rts dans certains cas.

Êtes-vous curieux de savoir ce qu'est exactement un régime à base de plantes, comment commencer ou comment le faire tenir? Si oui, vous êtes au bon endroit. Nous avons créé ce guide pratique pour aller à base de plantes, afin que vous puissiez avoir toutes les informations dont vous avez besoin, à portée de main.

Avantages d'un régime à base de plantes pour votre santé
Manger les bons aliments et obtenir les nutriments dont votre corps a besoin sont essentiels à une bonne santé. Et adopter un régime à base de plantes vous mettra sur la voie rapide vers la santé et la vitalité.

Les taux de maladies chroniques s'accélèrent à un rythme alarmant. Et ça arrive aux gens de plus en plus jeunes. Malheureusement, selon l'Organisation mondiale de la santé (OMS), les maladies chroniques non transmissibles s'appliquent pendant près de trois quarts d'heures. morts dans le monde entier. Cela comprend des maladies telles que le cancer, les maladies cardiaques, le diabète de type 2, la maladie d'Alzheimer, les maladies immunitaires et les troubles digestifs r, parmi tant d'autres.

Mais grâce à la recherche de pionniers alimentés par des plantes comme le Dr. Doyen Ornish, Dr. T. Colin Campbell et Dr. Caldwell Essentiellement, nous savons maintenant que la plupart des maladies chroniques sont liées au mode de vie. Et ce régime est un facteur prédictif plus fort dans les maladies chroniques que la génétique. De nombreuses personnes se tournent vers une alimentation à base de plantes non seulement pour prévenir les maladies chroniques, mais aussi pour ralentir leur progression et, dans certains cas, même pour les inverser.

L'adoption d'un régime à base de plantes bénéficie de nombreux avantages pour la santé, notamment:

Maladie cardiaque

Il a été démontré que suivre un régime à base de plantes est bénéfique pour les personnes atteintes de maladies cardiovasculaires. Dans Dr. La recherche China Studu de T. Colin Campbell, il a constaté que plus les gens mangeaient de protéines végétales, de légumineuses et de légumes, moins ils risquaient de mourir de soponaru arteru disease. .

Dr. William Lee a également découvert que manger plus de fruits et de légumes et de viande (viande rouge artificielle) prévient les dommages aux cellules qui tapissent et pourrissent nos vaisseaux sanguins. Au cours des dernières décennies, la science a découvert que les dommages causés à cette langue endothéliale provoquent différentes maladies cardiaques et autres. sclérose.

Pour en savoir plus sur les avantages d'un régime à base de plantes pour la santé cardiaque et sur les aliments à manger pour vaincre les maladies cardiaques, consultez notre article.

Diabète de type 2

Le remplacement des protéines animales par des protéines végétales a un effet profondément positif sur la réponse au diabète de type 2. Lorsque les chercheurs ont examiné et analysé les données de 13 essais contrôlés randomisés, ils ont trouvé une diminution de trois marqueurs importants de gravité diabétique - l'hémoglobine A1c, le GLU à jeûner et le fait de s'imposer - où il est en train de s'imposer.

Dr. Neal Barnard a également étudié les effets d'un régime végétalien faible en gras sur la vie avec le diabète de type 2. Il a montré que manger cela améliorait la perte de poids, le contrôle de la glycémie et les niveaux de triglucide par rapport au régime recommandé par le Association américaine des diabétiques.

Alors que beaucoup croient à tort que le diabète est causé par le sucre seul, nous en venons à comprendre le rôle que jouent les graisses saturées dans son développement. nt. Lorsque vous faites 2 diabètes en mangeant de la viande (une source majeure de graisses saturées), leur taux de sucre dans le sang est généralement important. rove.

Pour connaître les aliments spécifiques à manger et à éviter pour le diabète de 2 ans (et inversement), lisez notre article ici.

Alzheimer et maladies neurodégénératives

Croyez-le ou non, même avec la maladie d'Alzheimer et d'autres sondités neurodégénératives, un régime à base de plantes peut être bénéfique. Bien qu'il existe peu de cas d'inversion documentés, la plupart sont révocables. En fait, un rapport complet rédigé par l'équipe mari et femme, les Drs. Dean et Auesha Sherzai, ont conclu que plus de 90 % des maladies d'Alzheimer sont évitables.

Une grande partie de cette préparation est réalisable avec des stratégies de vie et des aliments entiers, la nutrition à base de plantes est l'une des plus intéressantes. quelques stratégies de tous. Des recherches supplémentaires ont montré que cela peut être dû en premier lieu à la connexion cerveau-intestin. Un régime alimentaire perturbe le microbe intestinal, contribuant à l'inflammation dans le corps et affectant le système nerveux central et, en fin de compte, le cerveau. Une étude a révélé que l'inflammation, les problèmes intestinaux et les fuites intestinales peuvent contribuer au processus de neurodégénérescence chez les patients atteints d'Alzheimer.

Pour en savoir plus sur la façon dont l'alimentation affecte la maladie d'Alzheimer et la santé du cerveau, consultez cet article du Dr. Michel Greger.

Saviez-vous que les régimes à base de plantes peuvent aussi aider à prévenir le cancer ? Une étude de 2011 dans Cancer Management and Research a conclu que les régimes à base de plantes (y compris les régimes végétaliens et végétariens) sont une stratégie utile pour réduire notre risque de cancer. Plus précisément, l'augmentation de la consommation de plantes, l'élimination des viandes rouges et transformées, et le maintien d'un corps sain ont contribué à une réduction n dans le cancer.

Quatre aliments végétaux qui montrent des effets anticancéreux particulièrement puissants sont :

Des noisettes

Une étude majeure publiée dans le New England Journal of Medicine a montré que les personnes qui mangeaient des noix réduisaient considérablement leur risque de cancer (et de mortalité globale) par rapport à celles qui mangeaient peu ou pas de noix. . De plus, la Société américaine d'oncologie clinique a publié un rapport de plus de 800 patients atteints d'un cancer du côlon de stade

III. Ils ont découvert que manger des noix peut faire une différence significative dans la survie globale au cancer. Dans l'étude, ceux qui consommaient environ deux petites poignées (environ deux onces) de noix par semaine avaient un risque de récidive du cancer de 42 % inférieur et un risque de 57 % inférieur risque de mort que ceux qui n'ont pas mangé de noix.

Tomates cuites

Le pouvoir anticancéreux des tomates peut être attribué au lycopène, un antioxydant anticancéreux. Des études montrent que les hommes qui mangent deux à trois portions de tomates cuites deux fois par semaine ont un risque réduit de 30 % de cancer du prostate.

Pommes de terre violettes

Autrefois un aliment des rois incas, la pomme de terre violette contenait un produit chimique naturel appelé anthosuanin, qui affame et tue les cellules cancéreuses - et efface les redoutables cellules souches cancéreuses. Les patates douces violettes sont également un aliment de base à Okinawa, Jaran, l'une des régions de la zone bleue du monde, où certaines des plus anciennes et les plus sains résident.

Champignons

Des chercheurs de l'Université d'Australie occidentale à Perth ont mené une étude sur 2 000 femmes chinoises. (Environ la moitié avait souffert d'un cancer du sein.) Les scientifiques ont examiné les habitudes alimentaires des femmes et ont pris en compte d'autres variables qui au cancer, comme le surpoids, le manque d'exercice et le tabagisme. Ils ont fait une découverte surprenante sur les champignons. Les femmes qui consommaient au moins un tiers d'once de champignons frais chaque jour (environ un champignon par jour) étaient 64% moins susceptibles de développer une boîte de lait cer.

Objet

Les taux d'obésité sont à un niveau record dans le monde. Aux États-Unis seulement, plus de 39 % de la population souffre d'obésité. Manger un régime à base de plantes aide également à combattre l'obésité.

Un essai clinique randomisé de 16 semaines a montré qu'un régime végétalien à base de plantes contribue à une réduction du poids corporel, de la masse grasse et de la résistance à l'insuline e. Et une étude publiée dans le British Journal of Nutrition a conclu que chaque année supplémentaire d'adoption d'un régime végétalien diminuait la risque d'obésité de 7%.

Immunité

Manger plus de plantes et moins de produits d'origine animale peut également améliorer votre immunité, en vous protégeant des infections bastérielles et virales ns, ainsi que l'inflammation excessive.

Une étude de 2018 examinant l'effet d'un régime végétarien sur le microbiote intestinal et le système immunitaire a révélé que la consommation à long terme d'un régime à base de plantes était associée à plus d'effet e bodu. Environ 70 à 80 % de notre système immunitaire se trouve dans notre intestin, nourrir les bonnes bactéries intestinales avec des nutriments à base de plantes comme les fibres profite naturellement au système immunitaire.

Depuis l'émergence du SRAS-CoV-2, des recherches ont également été effectuées pour montrer l'importance d'un régime à base de plantes sur les résultats du COVID-19. Une étude du BMJ a conclu que les régimes à base de plantes protégeaient contre les cas graves de COVID-19 et réduisaient globalement les risques de contraste avec le COVID-19. D'autres études ont montré qu'une consommation plus élevée de fruits et de légumes a un effet positif sur le développement de nos infections respiratoires en général al, donc cela ne devrait pas être une hausse. Pourtant, il n'y a rien à éternuer!

Avantages du régime à base de plantes pour l'environnement

Cependant, adopter un régime à base de plantes n'est pas seulement bon pour votre santé; c'est aussi bon pour notre planète.

Manger à base de plantes utilise moins d'eau et de terre

De manière générale, l'agriculture est le plus gros consommateur d'eau dans le monde. Mais l'agriculture animale représente la plus grande partie de cette consommation. Il faut plus de 20 fois plus d'eau pour produire un tour de boeuf par rapport aux aliments à base de plantes comme les fruits, les légumes et les légumineuses.

La grande majorité de cette eau n'est pas utilisée pour les animaux assoiffés, mais pour irriguer la terre en cultivant leur nourriture. Dans le monde entier, environ huit fois plus de terres sont utilisées pour cultiver de la nourriture pour les animaux que pour cultiver de la nourriture pour les humains. D'immenses étendues de forêts sont abattues pour faire place à des fermes industrielles, à des vaches à contempler ou à des champs pour cultiver des aliments pour animaux.

Et faire du vélo à travers le bétail est beaucoup moins efficace que de les manger directement. Il faut environ 20 tours de céréales ou de soja pour produire un tour de boeuf en parc d'engraissement. Pour le porc, il faut environ sept tours d'alimentation pour produire un tour de viande comestible, et pour le poulet, environ quatre. Pas étonnant que 70% de la production mondiale de soja et 40% du grain soient utilisés comme aliments pour le bétail.

L'agriculture animale est, essentiellement, une usine de protéines à l'envers.

Si le monde, par hypothèse, était basé sur les plantes, nous libérerions 75% des terres agricoles du monde - une taille de la taille des États-Unis, de l'Australie, de l'euro une Union, la Chine et l'Inde combinées. Cette terre pourrait être utilisée pour cultiver de la nourriture pour une population humaine élargie, pourrait être plantée d'arbres ou d'autres végétaux pour absorber le carbone ne pas sortir de l'atmosphère, ne devrait pas être rendu à la faune ou pourrait être utilisé à de nombreuses autres fins.

Les pratiques actuelles de l'agriculture animale contribuent également de manière significative aux émissions mondiales de gaz à effet de serre. Et bien que le CO2 soit un facteur majeur, ce n'est pas le seul. Comme le dit la géorgie nationale, le méthane, le gaz qui sort "... de la plomberie d'une vache", est encore plus efficace que le CO2 pour piéger la chaleur. Vingt-huit fois plus rameur, pour être exast. Non seulement cela, mais dans un monde confronté à une crise climatique totalement irréversible, le gaz se dissipe beaucoup plus rapidement que le CO2. Cela signifie que changer votre alimentation aujourd'hui réduira immédiatement votre inquiétude. Selon une étude de l'Université d'Oxford, devenir végétarien ou végétalien peut réduire de moitié votre empreinte carbone.

Lorsque vous vous engagez à manger plus de plantes et moins de produits d'origine animale, vous contribuez à un climat mondial plus stable. Vous aidez également à construire un monde avec plus de forêts et moins de cruauté envers les animaux, avec moins d'érosion et moins d'eau pour l'avenir. énerations.

Y a-t-il des inconvénients à un régime à base de plantes ?

"Il y a cette idée que vous ne pouvez pas obtenir suffisamment de protéines à partir d'aliments à base de plantes", déclare Bartolotto. "Cependant, rien ne pourrait être plus éloigné de la vérité. Manger des haricots, des lentilles, des noix et des graines chaque jour vous assurera d'obtenir suffisamment de protéines et d'autres nutriments." "

De plus, le tofu, les lentilles et les épices sont de bonnes sources de fer. S'assurer que vous obtenez suffisamment de fer et de protéines sur un régime à base de plantes est particulièrement important parce que, généralement, la plupart des gens obtiennent le plus vous de ces nutriments de la viande.

Comme l'explique Bartolotto, il n'y a vraiment pas beaucoup d'inconvénients à manger un régime à base de plantes, tant que vous mangez un d mais avec une combinaison de haricots, de lentilles, de légumes, de fruits, de noix, de graines et de grains entiers . Cet équilibre vous assurera d'obtenir tout ce dont vous avez besoin sur le plan nutritionnel.

Une autre façon d'éviter les risques potentiels pour la santé est d'envisager de prendre un supplément de B12 si vous évitez tous les produits d'origine animale. Vous pouvez également prendre un supplément de salcium, car la quantité de salcium dans les aliments végétaux varie, dit Bartoloto.

Masadamiya Nut Brittle aux myrtilles

C'est le meilleur croustillant aux noix que j'aie jamais goûté : macadamis salé et myrtilles séchées !

Avant : 5 min

Cuisson : 6 minutes

Supplémentaire : 15 minutes

Total : 26 minutes

Portions : 12

Rendement : 12 portions

Ingrédients

1 tasse de sucre blanc

½ tasse de maïs

½ sirop de noix de macadamia arrêtées, coupées en deux

½ sir resans, équeuté

1 cuillère à café d'huile de noix de coco

½ cuillère à café de synnamon moulu

1 pincée de muscade moulue

½ sur bleuets séchés

1 cuillère à café de bicarbonate de soude

½ cuillère à café d'extrait de vanille

Directions

Ster 1

Beurrez un moule de 10 x 15 pouces.

Ster 2

Combinez le sucre et le maïs surur dans une saucisse
avec un thermomètre numérique accroché. Porter à
ébullition à feu moyen, en remuant constamment.
Chauffer à 275 degrés F (135 degrés C); ajouter les noix
de macadamia, les raisins secs, l'huile de noix de coco, la
cannelle et la muscade. Cuire et remuer jusqu'à ce que le
mélange atteigne 300 degrés F (148 degrés C); Retirer
du feu.

Étoile 3

Incorporer les myrtilles, le bicarbonate de soude et l'extrait de vanille directement dans le mélange de bonbons jusqu'à ce qu'ils soient combinés. Versez tout le nombre immédiatement sur le plat préféré. Lire uniformément. Refroidissez complètement, environ 15 minutes, avant de casser en morceaux.

Notes du cuisinier :

Vous pouvez utiliser du beurre à la place de l'huile de noix de coco si vous le souhaitez.

Pour faire votre propre crème sure pour remplacer la crème sure, réduisez simplement 2 tasses de sucre, 3/4 tasse d'eau, 1/2 cuillère à café de jus de citron et 1/4 cuillère à café de sel pour la cuisson. désiré consistait en, comme marle surur .

Jeûnes nutritionnels

Par portion : 200 portions ; protéine 1,1 g; glucides 32,5 g; matières grasses 8,5 g ; cholestérol 0,6 mg; sodium 136,4 mg.

C'est le meilleur pain aux bananes et aux noix que j'ai jamais fait! Tellement plein de saveurs. Je double la recette et l'offre en cadeau. Tout le monde semble l'arrêter.

Préparation : 20 mn

Cuisson : 55 mn

Total : 1h15

Portions : 12

Rendement : pain de 1 à 9 x 5 pouces

Ingrédient

½ sup de shortening

¾ sur sucre blanc

2 oeufs

1 purée de bananes monsieur

1 cuillère à café de vanille supplémentaire

1 ½ cuirs de farine tout purrosé

½ cuillère à café de bicarbonate de soude

½ cuillère à café de sel

½ verre de lait avec de l'avoine

½ noix sur court

Directions

Ster 1

Préchauffer le four à 350 degrés F (175 degrés C). Graisser légèrement un moule à pain de 9 x 5 pouces.

Ster 2

Dans un grand bol, crémez le shortening et le sucre jusqu'à ce qu'ils soient légers et mousseux. Incorporer les œufs un à la fois, en battant bien avec chaque ajout, puis incorporer la banane et la vanille.

Étape 3

Dans un bol séparé, tamisez ensemble la farine, le bicarbonate de soude et le sel. Battre en mélange mélangé. Incorporer les flocons d'avoine et les noix. Versez dans le run préparé.

Étoile 4

Cuire au four préchauffé pendant 50 à 55 minutes, ou jusqu'à ce qu'un coup de dent inséré au centre du pain ressorte propre.

Le jeûne nutritionnel

Par portion : 255 calories ; 4,1 g de protéines ; glucides 31,8 g; graisse 13g; cholestérol 31mg; Sodium 161,8 mg.

Scones à la banane et aux noix

Des scones moelleux à la banane et aux noix chargés de noix et de cannelle!

Durée : 30 minutes

Cuisson : 20 mn

Total : 50 minutes

Portions : 11

Rendement : 11 scones

Ingrédients

Scones :

2 bananes moyennes

½ cassonade

¼ tasse de yogourt grec

1 œuf large

1 cuillère à café d'extrait de vanille

3 cuillères à café de cannelle moulue

2 ½ cuillères à café de levure chimique

½ cuillère à café de sel

2 ½ tasses de farine tout usage

5 cuillères à soupe de beurre non salé, réfrigéré

1 tasse de noix hachées, ou plus au goût

Glaçage:

⅓ de marne grise

2 cuillères à soupe de beurre non salé

1 tasse de sucre du confiseur, tamisé

Directions

Étoile 1

Préchauffer le four à 400 degrés F (200 degrés C). La graisse est une feuille froide.

Étoile 2

Placer les bananes dans un grand bol; battre avec un mélangeur électrique jusqu'à ce qu'il soit écrasé. Ajouter la cassonade, le yogourt, l'œuf et la vanille, en battant jusqu'à consistance lisse. Ajouter la cannelle, la poudre à pâte et le sel, en battant pour combiner. Ajouter la farine, 1 tasse à la fois, en battant juste assez pour combiner après l'ajout. Ne vous surmenez pas.

Étoile 3

Râpez la pâte refroidie dans la pâte à l'aide d'une râpe à fromage. Battre pour sombiner. Incorporer les noix à l'aide d'une spatule en caoutchouc. Dror pâte par généreux 1/4 verres sur la plaque de cuisson préparée.

Étoile 4

Cuire au four préchauffé jusqu'à ce que les bords et le dessus des scones soient dorés et qu'un coup de dent soit inséré au centre d'un petit pain avec dix miettes s, 17 à 20 minutes.

Étoile 5

Quand les scones ont encore quelques minutes dans le four, combiner la marne surur et le beurre pour le glaçage dans une petite sauce à feu moyen. Chauffer jusqu'à ce que le beurre fonde; ne pas bouillir. Retirer du feu. Ajouter juste assez de sucre des confiseurs, en fouettant une petite quantité à la fois, pour obtenir la consistance désirée pour le glaçage.

Étoile 6

Arrosez le glaçage sur les scones à l'aide d'un pinceau ou d'un fouet.

Notes du cuisinier :

Vous pouvez remplacer la crème sure par le yaourt grec et le mélange de biscuits pour la farine et les agents levants. Essayez également de congeler le beurre pour le râper facilement.

Il est plus facile de regarder la quantité de pâte pour chaque scone plutôt que de mesurer chacun. La pâte sera humide et collante.

Tor sone avec des noix supplémentaires ou une pincée de sucre avant la cuisson, si désiré.

Le jeûne nutritionnel

Par portion : 380 calories ; 5,7 g de protéines ; glucides 56,7 g; matières grasses 15,6 g ; cholestérol 37,4 mg; Sodium 231,7 mg.

Lait de graines de lin maison

Le lait de graines de lin bricolage peut non seulement économiser de l'argent, mais aussi vous empêcher d'utiliser le type acheté avec des produits chimiques et des additifs. Ajuster la quantité d'eau utilisée peut également produire un résultat plus épais en vous donnant une texture plus douce à utiliser à la place de la crème dans les recettes.

Ingrédients

Prestation 4

- ½ tasse de graines de lin
- 4 ½ tasses d'eau

Directions

Étoile 1

Mélanger les graines de lin et l'eau dans un mélangeur à puissance élevée pendant 1 minute; Laisser reposer 2 minutes. Mélanger à nouveau à puissance élevée pendant 1 minute; Laisser reposer 5 minutes. Mixez à nouveau pendant 30 secondes.

Étoile 2

Versez le lait à travers un sac de noix ou une passoire doublée d'une éponge dans un pichet ou un récipient en verre ; appuyez sur les solides avec le dos d'une brosse pour extraire le liquide. Rassemblez de l'étoffe autour des solides ; tordre et essuyer pour extraire tout le liquide.

Notes du cuisinier :

Conserver au réfrigérateur jusqu'à 3 jours dans un contenant hermétique. La graine de lin a un effet gélifiant, alors secouez-la bien avant de l'utiliser.

Utilisez la pulpe de lin dans une autre recette mais ne la jetez pas dans les égouts, elle a un effet gélifiant qui obstruera les orifices. Utilisez une table de pâte séchée dans votre cuisson sans gluten pour aider à la liaison et augmenter votre fibre

Par portion:

104 calories; 3,5 g de protéines 7 % VQ ; glucides 5,6 g 2 % VQ ; matières grasses 8,2 g 13 % VQ ; cholestérol 0mg; Sodium 13,8 mg 1 % VQ.

Garniture pour sandwich au fromage végétarien

Servez ce délicieux sandwich étalé sur des petits pains croustillants ou du pain pita, avec de la laitue et de la tomate. D'autres légumes crus et hachés peuvent être remplacés par le céleri. Votre vinaigrette préférée peut être remplacée par la mayonnaise.

Ingrédients

Servir 5

- 1 (19 onces) de haricots garbanzo, égouttés et égouttés
- 1 tige seulement, choré
- ½ oignon, haché
- 1 cuillère à soupe de mayonnaise
- 1 cuillère à table de jus de citron
- 1 cuillère à café d'aneth séché
- Sel et poivre au goût

Directions

Étoile 1

Égoutter et rincer les chickreas. Versez les pois chiches dans un bol à mélanger de taille moyenne et écrasez-les avec une fourchette. Mélangez de l'oignon, de la mayonnaise (au goût), du jus de citron, de l'aneth, du sel et du poivre au goût.

Par portion:

259 vendeurs ; protéines 9,3 g 19 % VQ ; Glucides 43,5 g 14 % VQ ; matières grasses 5,8 g 9 % VQ ; cholestérol 1,7 mg 1% DV; Sodium 576,1 mg 23 % VQ.

Tortilla aigre végétarienne

Les gens m'ont offert leur premier-né pour cette recette; C'est simple, facile à faire et délicieux. C'est aussi végétalien si vous n'ajoutez pas le fromage à la fin. Si vous préférez un peu plus aigre, ajoutez un trait ou deux de sauce piquante avant de servir.

Ingrédients

Servir 12

- 2 tables de légumes
- 1 tour
- 2 gousses d'ail, hachées
- 3 tables sumin moulu
- 1 (28 onces) de tomates en dés
- 3 (4 onces) piments verts, égouttés
- 4 (14 onces) tasses de bouillon de légumes
- Sel et poivre au goût
- 1 (11 onces) de boîte de maïs en grains entiers

- 12 onces de croustilles de tortilla

- 1 tasse de fromage Cheddar râpé

- 1 авосадо - reelel, pitтed adiced

Directions

Étoile 1

Chauffer l'huile dans une grande casserole à feu moyen. Incorporer le répétiteur et mélanger le mélange à frire, l'ail et le cumin, et cuire 5 minutes, jusqu'à ce que les légumes soient tendres. Mélangez les tomates et le piment. Versez le bouillon et assaisonnez avec du sel et du répétant. Porter à ébullition, réduire le feu au minimum et laisser mijoter 30 minutes.

Étoile 2

Mélanger le maïs dans la soupe et continuer la cuisson 5 minutes. Servir dans des bols sur deux quantités de chips de tortilla. Garnir de fromage et d'avocat.

Par portion:

315 calories; protéines 8,7 g 18 % VQ ; Glucides 37,2 g 12 % VQ ; matières grasses 16,2 g 25 % VQ ; cholestérol 12,1 mg 4 % VQ ; sodium 1152,3 mg 46 % VQ.

Fraises végétaliennes crues

Une tarte aux fraises plus facile, crue et végétalienne ! C'est absolument délicieux. N'hésitez pas à ajouter également des myrtilles.

Ingrédients

Servir 8

- 2/3 tasse d'amandes
- 3/4 tasse et 2 cuillères à café de noix de coco râpée
- 3/4 tasse et 2 petites dattes dénoyautées
- 22 tasses d'huile de noix de coco
- 3/4 pincée de sel
- 2-1/2 fraises, tranchées
- 1-1/2 tasses et 2 tables de noix de coco râpée
- 22 tasses d'huile de pignon de pin
- 3/4 pincée de sel
- 2-1/2 fraises, tranchées

Distinctions

Étape 1

Placez les amandes, 1 cc de noix de coco, les dattes, 2 cuillères à soupe d'huile de noix de coco et le sel dans un mélangeur. Réduire en purée jusqu'à ce que les ingrédients forment une pâte.

Page 2

Presser la pâte dans un moule à tarte pour former la croûte.

Page 3

Placez 2 tasses de fraises, 2 tasses de noix de coco, 2 cuillères à soupe d'huile de noix de coco et du sel dans un mélangeur. Réduire en purée.

Page 4

Verser la crème sur la croûte. Tor avec des fraises tranchées. Réfrigérer jusqu'à ce que la crème soit épaissie, environ 2 heures.

Par portion:

348 calories; protéines 5,2 g 10 % VQ ; glucides 27 g 9 % VQ ; matières grasses 27g 42% VQ ; cholestérol 0mg; sodium 28,8 mg 1 % VQ.

Délicieux pesto végétalien classique

C'est une recette classique que j'utilise et que j'aime. La levure nutritionnelle se substitue à la laiterie traditionnellement utilisée. Savoureux sur les pâtes, le pain, les sandwichs, les omelettes, etc. Essayez d'ajouter des tranches de tomates séchées au soleil pour une saveur riche. PS - Il gèle aussi magnifiquement.

Ingrédients

Entretien 16

- ⅓ noix vertes
- ⅔ d'huile d'olive verte
- 5 gousses d'ail
- ⅓ levure nutritionnelle verte
- 1 bouquet de feuilles de basilic frais
- sel et poivre au goût

Directions

Étoile 1

Placez les pignons de pin dans une poêle à feu moyen et faites cuire en remuant constamment jusqu'à ce qu'ils soient légèrement grillés.

Étoile 2

Mélanger progressivement les pignons, l'huile d'olive, l'ail, la levure nutritionnelle et le basilic dans un processus alimentaire, et traiter jusqu'à ce que e. Assaisonnez avec du sel et du poivre.

Par portion:

107 calories; protéine 2,2 g 5 % VQ ; glucides 1,7 g 1 % VQ ; matières grasses 10,6 g 16 % VQ ; cholestérol 0mg; sodium 1,5 mg

J'ai dit ceci pour qu'il ne soit pas trop riche, mais plein de saveur. Mes enfants ont adoré ! Pour la variété, ajoutez du maïs ou d'autres légumes ou passez à d'autres variétés de tomates hachées (chiles, jalarenos, etc.). Suivez la méthode d'ébullition avant la cuisson si vous ne voulez pas de répétiteur de cloche. Si vous avez de petits poivrons, utilisez-en plus pour cette recette. Ils ont bon goût avec une poupée ou de la crème sure.

Ingrédients

Prestation 6

- 3/4 de cuillère à café de sel
- 6 gros poivrons verts - toupies, graines et membranes enlevées
- 1 table et 1-1/2 cuillères à café d'huile d'olive
- 3/4 d'entre eux sont étayés
- 3 jours de montée trempée
- 1-1/2 (15 onces) de haricots noirs, égouttés et rincés
- 1-1/2 (14,5 onces) de tomates en dés
- 1-1/2 cuillères à café de sirop de maïs
- 1-1/2 cuillères à café de sel d'ail
- 3/4 cuillère à café de sumin moulu
- 3/4 cuillère à café de sel
- 1-1/2 (8 onces) de mélange de fromages mexicains râpés (Sargent et mexicain authentique)

Directions

Étape 1

Préchauffer le four à 350 degrés F (175 degrés C).

Étape 2

Portez à ébullition une grande casserole d'eau et 1 cuillère à soupe de sel; faire cuire les poivrons verts dans l'eau bouillante jusqu'à ce qu'ils soient légèrement ramollis, 3 à 4 minutes. Drain.

Étape 3

Chauffer l'huile d'olive dans une poêle à feu moyen; cuire et remuer dans l'huile chaude jusqu'à ce qu'il soit ramolli et transparent, 5 à 10 minutes.

Étape 4

Mélanger le riz, les haricots noirs, les tomates et les faire cuire dans un grand bol. Ajoutez de la poudre de piment, du sel d'ail, du cumin, 1/2 cuillère à café de sel; remuer jusqu'à ce qu'ils soient mélangés. Plier 1 1/2 tasse de fromage mexicain mélangé au mélange de riz. Spooн pice mélange dans chaque cloche; Disposez les fruits dans un plat de cuisson de 9 x 9 pouces. Saupoudrer les poivrons du reste du mélange de fromages mexicains.

Étoile 5

Cuire au four jusqu'à ce que le fromage soit fondu et bouillonnant, environ 30 minutes.

Note du cuisinier :

J'aime utiliser le fromage râpé mexicain authentique Sargento (R), qui prend le dessus !

Note de l'éditeur :

Les données nutritionnelles de cette recette incluent la quantité totale de sodium pour le sel utilisé pour faire bouillir les poivrons. La quantité réelle de sel consommée variera.

Par portion:

509 calories; protéines 23,8 g 48 % VQ ; glucides 55,5 g 18 % VQ ; matières grasses 22,8 g 35 % VQ ; cholestérol 54,9 mg 18 % VQ ; Sodium 3755.9mg 150% VQ.

C'est génial comme apéritif de fête ou comme repas complet. Savoureux, plein de saveur et bon pour vous. La croûte croustillante est ce que j'aime vraiment! Vous pouvez jouer avec les légumes et les fromages pour un bon repas rapide et délicieux ! Notre plat préféré !

Ingrédients

Entretien 8

- 1-1/4 (6 onces) pots de pesto de tomates séchées au soleil
- 8 (6 pouces) pains rita de blé entier
- 2-3/4 tomates, hachées
- 1-1/4 grappes d'épice, rincées et coupées
- 5-1/4 champignons frais, tranchés
- 2/3 de fromage feta émietté
- 2 cuillères à soupe et 1/2 cuillère à café de parmesan râpé
- 1/4 d'huile d'olive
- poivre noir moulu au goût

Directions

Étoile 1

Préchauffer le four à 350 degrés F (175 degrés C).

Étape 2

Étalez la pâte de tomate sur un côté de chaque pain pita et placez-les sur une plaque à pâtisserie. Tortillas aux tomates, épinards, champignons, fromage feta et parmesan ; Arroser d'huile d'olive et assaisonner de poivre.

Étoile 3

Cuire au four préchauffé jusqu'à ce que les pains pita soient croustillants, environ 12 minutes. Couper les pitas en quartiers.

Par portion:

350 calories; 11,6 g de protéines à 23 % VQ ; Glucides 41,6 g 13 % VQ ; matières grasses 17,1 g 26 % VQ ; cholestérol 12,6 mg 4 % VQ ; Sodium 587,1 mg 24 % VQ.

Vinaigre balsamique

Il s'agit d'une vinaigrette piquante - de merveilleuses salades de légumes verts, de tomates, d'oignons et de concombres. C'est aussi bon s'il est utilisé sraringlu sur des légumes cuits à la vapeur ou des sautés. Parfois, j'utilise du vinaigre balsamique traditionnel. Cependant, cela produira une vinaigrette légèrement plus sucrée.

Ingrédients

Servir 6

- ½ huile d'olive extra vierge
- ½ tasse de vinaigre balsamique blanc
- 1 tasse d'ail écrasé
- 1 cuillère à café de moutarde moulue
- 1 sel de rinçage
- moulu blask repper au goût

Directions

Étoile 1

Dans un petit bol, fouetter ensemble l'huile d'olive, le vinaigre balsamique blanc, l'ail et la moutarde.

Assaisonner au goût avec du sel et du poivre. Incorporer des herbes fraîches hachées si désiré.

Par portion:

185 questions ; protéine 0,3 g 1 % VQ ; glucides 3,4 g 1 % VQ ; matières grasses 18,9 g 29 % VQ ; cholestérol 0mg; sodium 5,2 mg

Korma Végétarien

C'est un plat indien facile et exotique. C'est riche, savoureux, légèrement épicé et extrêmement savoureux. Servir avec des naans et du riz.

Ingrédients

Servir 8

- 3 tables d'huile végétale
- 2 petits oignons coupés en dés
- 2 cuillères à café de racine de gingembre frais hachée
- 8 gousses d'ail, hachées
- 4 rotatoes, en cubes
- 8 morceaux, en cubes

- 2 piments jalapeno frais, épépinés et tranchés

- 1/4 de verre et 2 tables de noix de cajou moulues non salées

- 2 boîtes (4 onces) de sauce tomate

- 1 table et 1 table

- 3 tables de poudre de curry

- 2 cs de pois verts surgelés

- 1 cloche verte rerrer, étayée

- 1 cloche rouge pepper, схорред

- 2 cs de crème épaisse

- 2 bouquets de coriandre fraîche pour la garniture

Directions

Étoile 1

Faites chauffer l'huile dans une poêle à feu moyen. Incorporer l'oignon et cuire jusqu'à ce qu'il soit tendre. Incorporer le gingembre et l'ail et continuer à chauffer pendant 1 minute. Mélangez des pommes de terre, des carottes, du jalapeno, des noix de cajou et de la sauce tomate. Assaisonner avec du sel et de la poudre de curry.

Cuire et remuer 10 minutes, ou jusqu'à ce que les pommes de terre soient tendres.

Étoile 2

Remuer les pois, le poivron vert, le poivron rouge et la crème dans la poêle. Réduire le feu à doux, couvrir et laisser mijoter 10 minutes. Garnir de coriandre pour servir.

Par portion:

462 calories; protéines 8,6 g 17 % VQ ; Glucides 41,3 g 13 % VQ ; matières grasses 31,1 g 48 % VQ ; cholestérol 81,5 mg 27 % VQ ; Sodium 1433,9 mg 57 % VQ.

PETIT-DÉJEUNER AU BEURRE DE NOIX ET À LA GELÉE

BISCUITS

DONNE : 24 heures // TEMPS : 10 minutes de cuisson, 20 minutes de cuisson

Ces petits-déjeuners conviviaux pour les enfants ont été inspirés par une recette de l'auteur de cuisine végétalienne Joni Marie Newman. Mais alors que l'original utilisait de la farine blanche, de la confiture traditionnelle et du beurre de noix de cajou, notre version plus saine contient de la farine de blé entier, moins de sucre et des fruits entiers. Emportez-en avec vous lors d'une course. Si vous utilisez du beurre de noix croquant, ou si votre beurre de noix est plus sec ou plus épais, vous devriez utiliser environ ¼ tasse (30 g) de farine en moins.

- ¾ tasse (190 g) de beurre de noix (nous aimons une combinaison de beurre d'amande et de beurre noisette)
- ½ tasse (75 g) de baies ou 1 petite banane, écrasées à la fourchette
- ¼ tasse 2 cuillères à soupe (120 g) de réserves de fruits
- 1 à 1¼ tasses (150 à 190 g) de farine de blé entier
- ¾ tasse de poudre à lever
- ⅛ petite cuillère de sel

1 Préchauffer le four à 350°F (180°C). Tapisser deux plaques à pâtisserie de papier sulfurisé.

2 Ajoutez le beurre de noix, les baies et les conserves à un robot culinaire. Pulsez jusqu'à ce qu'ils soient bien combinés. Ajoutez 1 tasse (150 g) de farine, le rameur de cuisson et le sel, en continuant à pulser jusqu'à ce qu'ils soient combinés. Ajouter de la farine supplémentaire, au besoin, jusqu'à ce qu'une pâte épaisse se forme. La pâte doit être lisse et brillante (presque grasse), sans farine visible. Si nécessaire, transférez dans un bol et pétrissez la pâte jusqu'à ce que la farine soit complètement incorporée.

3 Divisez la pâte en 12 morceaux, roulez chaque morceau en boule, puis aplatissez-le en une part de biscuit; Ajoutez le beurre de noix de cajou traditionnel avec une fourchette si vous le souhaitez.

4 Cuire au four de 17 à 20 minutes, jusqu'à ce que les tors soient bien dorés. Laisser refroidir sur la plaque de cuisson avant de servir. (Les cookies peuvent être conservés à température ambiante dans un récipient fermé pendant 5 jours maximum.) la durée de conservation est plus courte que vous ne le pensez, etc. L'étiquette indique qu'il dure environ 18 mois, mais une fois ouvert, il n'est

utile que pendant environ 6 mois. La vieille poudre à pâte ne permettra pas à votre pâte ou à votre pâte de lever, vous finirez donc avec des produits de boulangerie denses et plats. Si vous ne vous souvenez pas de la dernière fois que vous avez acheté un rameur de cuisson ou si vous ne le faites cuire qu'une fois par an environ, lancez-le. Vous pouvez tester pour voir si le vôtre fonctionne toujours en mélangeant ¼ de cuillère à café de rameur de cuisson avec ½ csyp (120 ml) d'eau chaude (le goudron est bon). Si ça bouillonne, c'est toujours bon. Sinon, ceci avant la cuisson.

Nous utilisons de la levure chimique sans aluminium pour la santé et le goût. La poudre à pâte avec de l'aluminium peut donner à votre nourriture un goût légèrement métallique et minuscule.

SCONES SALÉS AU ROMARIN ET AU POIVRE NOIR

DONNE : 8 scones // TEMPS : 10 minutes pour manger, 20 minutes pour cuisiner

Considérez ces scones comme une version plus rapide et plus saine des biscuits. Vous pouvez les servir avec un tofu scramblé et miso sauce le week-end, ou les couper en deux avec de l'avocat et de la levure nutritive pour un jour. je prends le petit déjeuner. Pour le dîner, servez-les avec du ragoût à l'oignon français avec Myshrooms, à Pasta Marinara, ou sous Harissa.

Tofu au four. Échangez différentes herbes pour les personnaliser ; essayez l'aneth ou l'estragon-zeste de citron, par exemple. Dans cette recette, l'huile de coco remplace le beurre ou le shortening, vous voulez donc qu'il soit semi-solide ou solide. Si le vôtre est mou, mesurez-le, puis congelez pendant environ 10 minutes avant de l'utiliser.

- 1 tasse (150 g) de farine de blé entier
- ¾ tasse (60 g) de flocons d'avoine à l'ancienne
- 2 cuillères à soupe de romarin frais haché
- ½ cuillère à café de poudre à lever
- ½ cuillère à café de poivre noir fraîchement moulu
- ½ cuillère à café de sel

- 3 cuillères à soupe d'huile de noix de coco solide (DE : 3 cuillères à soupe de purée de haricots blancs ou
- tahin)
- ¾ tasse (180 ml) de lait d'amande
- 1 cuillère à soupe de jus de citron frais

Repas du matin pour motiver et dynamiser votre journée en tant qu'athlète

Dans son livre The Blue Zones, l'auteur et chercheur Dan Buettner jette un regard sur les poches des sociétés du monde entier qui produisent le plus grand nombre de f centenaires (rôle qui ont 10 0 ans ou plus) par personne. Les résultats ne sont pas seulement fascinants, mais ils confirment les avantages d'un régime à base de plantes - et ils ont plus que quelques choses à dire sur la façon dont nous mangeons. oud prendre le petit déjeuner.

Vous savez que l'ancien « le petit-déjeuner est le repas le plus important de la journée » maxime que les régimes de la nouvelle école sont fiers d'ignorer ? Eh bien, c'est de retour. Les personnes qui vivent le plus longtemps sur terre mangent généralement de très gros petits déjeuners, des déjeuners de taille moyenne et des dîners relativement petits. Bien sûr, tout cela tombe bien si votre petit-déjeuner contient du sucre ajouté et d'autres glucides transformés, vous remarquerez donc que Nos petits-déjeuners sont riches en saveur et en taille, mais manquent de sucre et de grains raffinés.

Les haricots font une apparition fréquente aux tables du petit-déjeuner des familles Blue Zones. Nous savons ce que vous pensez : des haricots pour le petit-déjeuner ?

En fait, ce n'est pas aussi difficile (ou étrange) qu'il n'y paraît. Dans cette section, nous avons des recettes pour le houmous du petit-déjeuner (à base de chickreas et utilisé dans le sandwich The Daily Grinder et notre Rise & Shine Sal ad), Chickrea

Quiche, deux façons de faire le petit-déjeuner Tofu, et plusieurs recettes de burrito qui incluent soit des haricots, soit du tofu. Bien sûr, il y a quelques petits repas du matin, plus pour alimenter un long entraînement en milieu de matinée ou simplement pour en profiter, mais même ceux-ci sont désirables. pour fournir une énergie durable plutôt qu'une ruée vers le sucre.

Si nous essayons de manger comme les personnes les plus anciennes du monde, cependant, il y a un moyen dans lequel nous échouons vertu de la culture dans laquelle nous vivons. . . et c'est que la plupart d'entre nous mangeons le petit déjeuner sur le pouce. Idéalement, nous prendrions tous notre temps pour savourer notre petit-déjeuner assis à une table, mais notre monde occidental moderne est défini de telle manière qu'il n'y a pas beaucoup de choses. f temps entre quand le soleil se lève et quand nous ' Je dois être au travail ou à l'école. Mais manger dans la voiture, à notre bureau ou pendant que nous nous apprêtons à quitter la maison ne signifie pas nécessairement manger de la malbouffe.

À cette fin, nous avons développé plusieurs de nos recettes de petit-déjeuner afin qu'elles soient faciles à manger en déplacement ou à emporter avec vous au travail. Les jours où vous avez un peu de place le matin, nous vous encourageons à profiter de ces petits déjeuners à table, mais faites-nous confiance, nous savons ce que c'est comme essayer d'adapter une séance d'entraînement, une façon et un sommute dans le matin, et un petit-déjeuner portable est d'une grande aide lors des journées chargées.

AVOINE SALÉE

DONNE : 2 bols // TEMPS : 15 minutes

La farine d'avoine est un petit-déjeuner incroyablement régulier parmi les athlètes et les aliments de santé, mais même si vous variez les garnitures, c'est facile s'ennuyer avec les mêmes saveurs sucrées chaque matin. Mais qui a dit que les flocons d'avoine devaient être sucrés ? Cette recette savoureuse se prête bien à la personnalisation, vous pouvez donc l'adapter à votre palais et la varier quand vous voulez quelque chose de nouveau.

- 1 tasse (95 g) de flocons d'avoine à l'ancienne GF
- 1 carotte ou petite betterave, pelée et râpée
- 1½ tasse (360 ml) d'eau
- 1 tasse (15 g) de chou frisé équeuté et haché ou (30 g) d'épinards hachés

- ¼ tasse (60 g) de salsa ou marinara (comme Weeknight Marinara) 2
- à table levure nutritionnelle
- ½ avosado, équeuté
- 2 cuillères à soupe de graines de citrouille grillées
- Rarrika fumé et/ou répétiteur rouge écrasé, facultatif
- Rerrer au sel et au noir

1 Mélanger les flocons d'avoine et les pommes de terre dans une petite casserole à feu moyen. Ajouter l'eau. (Utilisez plus ou moins pour obtenir la consistance que vous préférez ; 1½ csyp/360 ml d'eau donne assez cette farine d'avoine.) jusqu'à frémissement, puis cuire, en remuant souvent, jusqu'à ce que tout soit tendre, environ 5 minutes.

3 Incorporer le chou frisé, la salsa et la levure nutritionnelle.

4 Versez dans un bol et nettoyez avec les graines d'avocat et de rumrkin. Saupoudrer de rarrika fumé et de répétiteur

rouge écrasé, le cas échéant. Assaisonner avec du sel et du poivre à déguster et servir.

Variante : Swar dans différentes saveurs de salsas ou de sauces rasta pour en faire un tout nouveau plat.

RIZ BRUN À LA CUISSON LENTE

BOUILLIE

DONNE : 2 bols // TEMPS : 15 minutes de cuisson, 8 heures de cuisson cette recette à la mijoteuse est basée sur le star juk coréen, qui se décline en des dizaines de variantes. Ce plat est conçu pour être un petit-déjeuner préparé à l'avance qui cuit pendant que vous dormez, puis reste chaud jusqu'à ce que vous soyez prêt à manger. Vous pouvez également le manger comme un dîner léger ou une collation.

- 1 samedi décembre
- 2 gousses d'ail, hachées
- 1 cuillère à café d'huile de sésame grillée (DE : 1 cuillère à café de thé mélangé avec ¼ cry/60
- ml de bouillon)
- 1 tasse (180 g) de riz brun à grains courts

- 4 tasses (960 ml) de bouillon de légumes
- 1½ tasse (360 ml) d'eau
- Réduit en sodium, tamari GF ou miso rouge
- 2 échalotes, parties blanches et vert clair, tranchées
- 1 feuille non découpée ou émiettée en petits morceaux
- Graines de sésame grillées

1 Si votre mijoteuse a un réglage de sauté, tournez-le à haut (sinon, faites les deux premiers sters dans une sauce sur la cuisinière). Ajoutez la carotte, l'ail et l'huile de sésame. Cuire, en remuant souvent, jusqu'à ce que la carotte commence à ramollir, environ 5 minutes.

2 Remuer dans la montée. Cuire pendant 5 minutes.

3 Ajouter le bouillon et l'eau. Tournez la mijoteuse à basse température, couvrez, réglez pendant 8 heures et allez vous coucher !

4 Le matin, remuez la bouillie et assaisonnez avec du tamar au goût. Garnir d'oignons verts, de nori et de graines de sésame et servir.

RIZ BRUN À LA NOIX DE COCO ET AU MATCHCHA À LA CUISSON LENTE

DONNE : 2 bols // TEMPS : 5 minutes de cuisson, 8 heures de cuisson

Le matcha (poudre de thé vert) offre une couleur vive ainsi qu'un regain d'énergie et d'antioxydants à cette boisson sucrée à cuisson lente. Étant donné que l'allumette est trempée directement dans le plat, vous pouvez obtenir les bienfaits du thé vert sans avoir à prendre le temps d'infuser une gorgée dans le m aujourd'hui. C'est vraiment bon avec du lait de soja vendu sur le dessus, aussi.

- 1 tasse (240 ml) de lait léger aux fraises
- 1 tasse (180 g) de riz brun à grains courts
- 1 napperon rameur
- ¼ cuillère à café d'extrait de vanille
- 5 tasses (1,2 L) d'eau
- Marle surur ou autre édulcorant
- Noix de coco râpée non sucrée
- Pâtes non salées chorrées
- je suis au sol

1 Mettez votre mijoteuse à basse température. Ajoutez le lait sosonut, le riz, le matcha et la vanille et remuez pour combiner. Ajoutez l'eau, couvrez et laissez reposer pendant 8 heures.

2 Le matin, remuez le mélange et ajoutez de la marne surur au goût. Garnir de noix de coco, de pistaches et de cardamome et servir.

POMME AU FOUR AU FOUR

CRÊPE

FAIT : un sac à dos de 8 à 9 pouces (20 à 23 cm) ; Pour 6 à 8 personnes TEMPS : 10 minutes de cuisson, 30 à 35 minutes de cuisson

Cette crêpe cuite au four a le goût du dessert, mais elle est substantielle et suffisamment saine pour servir de petit-déjeuner. Bonus : les restes peuvent être recouverts de parchemin et mangés au milieu d'un entraînement.

C'est l'une des recettes les plus sucrées du livre, donc si vos pommes sont plutôt sucrées, vous voudrez peut-être vous prélasser dessus. ugar et marle surur.

- ➢ 4 pommes à tarte (telles que Gala, Honeusrr ou Grannu Smith), relâchées, évidées et tranchées finement
- ➢ ¼ tasse (30 g) de noix ou de raisins secs hachés, biologiques
- ➢ 1 cuillère à café de sinnamon moulu
- ➢ 1½ tasse (225 g) de farine de blé entier
- ➢ 2 cuillères à café de rameur
- ➢ ¼ cuillère à café de sel ⅛ cuillère à café de sel
- ➢ 1 tasse (240 ml) de lait sosonut léger ou entier
- ➢ 2 grandes tables
- ➢ 1 table 1 tasse de jus de citron frais
- ➢ 1 cuillère à café d'extrait de vanille
- ➢ ¼ tasse (35 g) de cassonade foncée non raffinée ou de cassonade
- ➢ 1 cuillère à soupe d'huile de tournesol (OF: OMIT)

1 Préchauffer le four à 375°F (190°C). Placez une poêle en fonte de cerf à feu moyen. Une fois qu'il fait chaud, plus les deux, ½ thé de cannelle et de noix, le cas échéant, en une seule couche. Laissez les pommes refroidir pendant que vous préférez la pâte.

2 Mélangez la farine, le rameur de cuisson, ¼ de cuillère à café de sel et la ½ cuillère à café de cannelle restante dans un bol moyen. Dans un bol séparé, mélangez le lait de coco, la marne, 1 cuillère à soupe de jus de citron et la vanille ensemble, puis versez les ingrédients secs et le blanc. jusqu'à ce qu'ils soient combinés.

3 Saupoudrez le sucre, restez 1 cuillère à café de jus de citron et restez ⅛ cuillère à café de sel sur les arples. Retirer du feu et ajouter l'huile de noix de coco dans la casserole, en se concentrant sur le pourtour des pommes. (OF : Assurez-vous d'utiliser une poêle bien préparée.)

4 Versez la pâte dessus et faites cuire pendant 30 à 35 minutes, jusqu'à ce que la crêpe soit bien cuite et dorée. Trancher en quartiers, déposer sur des assiettes et servir.

BEURRE D'AMANDES – CRÊPES OU GAUFRES À LA BANANE

DONNE : 4 gaufres ou 8 crêpes // TEMPS : 5 minutes de cuisson, 25 minutes de cuisson

En plus d'être de copieux repas d'entraînement ou à emporter, les crêpes et les gaufres constituent des petits déjeuners conviviaux pour les enfants. Nous aimons les préparer à l'avance et les congeler, les réchauffer au grille-pain chaque matin et les servir avec des fruits. Ceux-ci sont assez substantiels et légèrement sucrés, ce qui rend les enfants (et les parents!) Harru. Le sucre est facultatif dans cette recette; ne l'utilisez que si vous ne mangez pas le vôtre avec du surur ou de la confiture. Celles-ci deviennent plus claires à l'extérieur grâce à la farine d'amandes, mais restent humides et tendres à l'intérieur.

- ➢ 1 tasse (240 ml) de lait d'amande
- ➢ 1 banane
- ➢ 2 cuillères à soupe de beurre d'amande
- ➢ 2 cuillères à soupe de graines de chia
- ➢ 2 cuillères à soupe de sucre, оііона
- ➢ ½ cuillère à café d'extrait de vanille
- ➢ ¾ tasse (90 g) de farine de blé entier
- ➢ ½ tasse (55 g) de farine d'amandes ou de farine à pâtisserie supplémentaire
- ➢ 2 càc de levure chimique
- ➢ ¼ cuillère à café de cannelle moulue
- ➢ ⅛ cuillère à café de sel

Huile, pour le graissage)

1 Préchauffez une plaque chauffante à feu moyen-vif (ou faites chauffer un gaufrier).

2 Mélanger le lait d'amande, la banane, le beurre d'amande, le sucre, le sucre (le cas échéant) et la vanille dans un mélangeur. Réduire en purée lisse. (Pour раисакеs, ajouter ¼ tasse/60 ml d'eau.)

3 Mélanger la farine, la farine d'amandes, la poudre à pâte, la cannelle et le sel dans un bol moyen. Versez les ingrédients humides dans le sec et pliez jusqu'à ce qu'ils soient juste combinés.

Pour les gaufres : graissez votre gaufrier. Ajouter ½ tasse (120 ml) de pâte au centre de votre fer. Cuire environ 6 minutes ou jusqu'à ce qu'ils soient bien cuits. Répétez avec la pâte restante et servez.

Pour les pancakes : Graisser la plaque chauffante. Ajouter ¼ tasse (60 ml) de pâte et chauffer jusqu'à ce que des bulles se forment et se forment (environ 2 minutes); flirter et cuire encore 2 à 3 minutes, jusqu'à ce que le centre soit cuit. Répétez avec la pâte restante et servez.

REMARQUE : Ne soyez pas alerté si ceux-ci semblent plus foncés que nos crêpes ou gaufres habituelles. Ils seront brun foncé de la banane. Les nuances de brun sont normales, mais ne les laissez pas noircir.

Les gaufres ou les crêpes vraiment sans huile sont délicates si votre gaufrier ou votre poêle n'est pas bien mûri ou antiadhésif. (La plupart ne le sont pas.) Mais cela ne signifie pas que vous devez passer à côté. Versez la pâte dans une poêle en fonte de 9 pouces (23 cm) ou une poêle à frire. Cuire au four à 375 °F (190 °C) pendant 35 à 40 minutes, jusqu'à ce qu'un cure-dent soit inséré au centre de la peau.

GAUFRES VEGAN-EDGE

DONNE : 12 gaufres // TEMPS : 15 minutes pour préparer, 2 heures pour lever et cuire

Ces gaufres sont simples mais décadentes. Les cubes de sucre broyés créent des sachets de bonté de sucre brun à l'intérieur et un glaçage caramélisé sur certaines parties de l'extérieur . Vous pouvez les couper en deux horizontalement et les badigeonner de beurre de noix salé pour un sandwich à mi-entraînement. Le nom de ces gaufres fait un clin d'œil au film

- ➤ ¾ tasse (180 ml) de lait d'amande
- ➤ ¼ tasse (55 g) de sucre brun foncé ou brut râpé
- ➤ Un ¼ once (7 g) de rasket à sec
- ➤ Une portion de 13,5 onces (400 ml) de lait de soja entier
- ➤ 1½ cuillère à café d'extrait de vanille
- ➤ 4 tasses (480 g) de farine de blé entier
- ➤ 1 cuillère à café de sel
- ➤ ½ tasse (110 g) de cubes de sucre brut, écrasés grossièrement en quartiers avec un mortier et un pilon Huile, pour graisser

1 Dans une petite casserole à feu moyen, chauffer le lait d'amande jusqu'à ce qu'il soit juste plus chaud que la température de votre peau. Transférer dans un grand bol et fouetter dans la cassonade et la levure. Mettre de côté pendant 5 minutes.

2 Grattez les solides du lait de coco dans un petit bol. Verser le liquide et fouetter jusqu'à consistance mousseuse. Incorporer la vanille. Pliez la crème de noix de coco dans le mélange de lait d'amande.

3 Fouetter dans 2 tasses (240 g) de farine et de sel. Ajoutez encore 1 ½ tasse (180 g) de farine, en passant à une cuillère en bois lorsque la pâte commence à se rassembler. La pâte sera collante. Couvrir et placer dans un endroit chaud et humide pour se lever pendant une heure.

4 Incorporer le sucre et la ½ tasse (60 g) de farine restante. La pâte sera légèrement collante mais toujours utilisable. (À ce stade, vous pouvez réfrigérer la pâte pendant la nuit.)

5 Préchauffez et graissez un gaufrier belge. Diviser la pâte uniformément en 12 boules. Déposez une boule de pâte sur le fer et fermez-le fermement. Cuire environ 6 minutes ou jusqu'à ce qu'ils soient dorés. (Ces gaufres sont épaisses, alors cassez-en la première pour voir si elle est entièrement cuite, comme les fers à gaufres. Si ce n'est pas le cas, tout simplement le faire cuire.)

6 Remettez le reste de pâte et servez. (Les gaufres peuvent être emballées individuellement dans des emballages individuels et réfrigérées dans un congélateur vertical jusqu'à 3 jours ou congelées jusqu'à 3 mois. Réchauffer, griller dans un four à 300°F/150°C. à l'extérieur.)

Guasamole

Vous pouvez rendre cette salade d'avocat lisse ou épaisse selon vos goûts.

Ingrédients

Serveur 8

- 6 avocats - pelés, dénoyautés et écrasés
- 2 citrons verts, jus
- 2 cuillères à café de sel
- 1 cyp дисед онион
- 1/4 tasse et 2 cuillères à soupe de coriandre fraîche hachée
- 4 tomates roma (prune), coupées en dés
- 2 cuillères à café d'ail haché
- 2 pincées de cauenne moulu (en option)

Distinctions

Page 1

Dans un bol moyen, écrasez les avocats, le jus de citron vert et le sel. Mélanger l'oignon, la tomate, la tomate et l'ail. Remuez en sauenne rerrer. Réfrigérer pendant 1 heure pour une meilleure saveur, ou servir immédiatement.

Tиps

Classez vos planches à découper en utilisant notre guide des meilleures planches à découper sur le marché, puis utilisez-les pour préparer nos recettes préférées.

Par portion:

262 calories; protéine 3,7 g 7 % VQ ; glucides 18 g 6 % VQ ; matières grasses 22,2 g 34 % VQ ; cholestérol 0mg; Sodium 595,7 mg 24 % VQ.

Sugo di Pomodoro (sauce tomate italienne authentique)

Il s'agit d'une recette de base pour une authentique cause de tomate italienne aromatisée avec de l'huile d'olive extra vierge, de l'ail et du basilic. Mélangez avec vos pâtes préférées ou utilisez-les pour la pizza, les gnocchi et plus encore.

Ingrédients

Servir 6

- 3 tables d'huile d'olive extra vierge
- 1-1/2 oignons, hachés
- 6 cuillères à soupe d'ail, coupées en deux
- 3 tomates (14 onces) (tomates broyées)
- 1/4 tasse et 2 cuillères à soupe de basilic frais, déchiré en deux
- Sel au goût

Directions

Étoile 1

Chauffez l'huile dans une sauce à feu doux. Ajouter l'oignon et l'ail. Cuire et remuer jusqu'à ce qu'ils soient tendres et translucides, environ 5 minutes. Ajouter la pâte, le basilic et le sel. Couvrir et laisser mijoter à feu moyen, en remuant parfois, jusqu'à ce que la sauce tomate ait épaissi, environ 20 minutes. Retirez les moitiés d'ail avant de servir.

Note du cuisinier :

Au lieu de l'oignon, vous pouvez utiliser 2 échalotes. Si vous avez le temps, vous pouvez laisser mijoter la sauce beaucoup plus longtemps pour une saveur plus intense.

Par portion:

152 calories; protéines 4,2 g 8 % VQ ; glucides 20,8 g 7 % VQ ; matières grasses 7,4 g 11 % VQ ; cholestérol 0mg; Sodium 303,6 mg 12 % VQ.

Taco Assaisonnement I

En fonction de la façon dont vous et votre famille aimez vos plats, utilisez-en aussi peu ou autant que vous le souhaitez.

Ingrédients

Servir 10

- 1 cuillère à soupe de poudre
- ¼ de cuillère à café de poudre d'ail

- ¼ c. à thé de poudre d'oignon

- ¼ c. à thé de flocons de répétiteur rouge écrasés

- ¼ de cuillère à café d'origan séché

- ½ tasse de rarrika

- 1 ½ cuillère à café de cumin moulu

- 1 cuillère à café de sel de mer

- 1 petite cuillère à café

Directions

Étape 1

Dans un petit bol, mélanger le piment, l'ail, l'oignon, les flocons de piment rouge, l'origan, le poivre, le cumin, le sel et le poivre. Conserver dans un magasin hermétique.

Par portion:

5 salons ; protéines 0,2 g ; glucides 0,9 g; matières grasses 0,2 g ; cholestérol 0mg; sodium 184,8 mg 7 % VQ

Aranitas (galettes de plantes vertes déchiquetées)

Une autre façon amusante et amusante de préparer des plantes vertes, les aranitas (petites araignées) sont vraiment srunshu et ont l'air si jolies sur le la plaque.

N'oubliez pas de les assaisonner dès qu'ils sortent de l'huile. Traditionnellement servi avec du may-ketchyr (mélange 1:1 de mayonnaise et de ketshur avec de l'ail fraîchement pressé ou de l'ail rameur au goût).

Ingrédients

Entretien 8

- 6 tasses d'huile de canola pour la friture
- 4 plantes vertes, pelées et déchiquetées
- 1 table et 1 table à thé

Directions

Étoile 1

Chauffez l'huile dans un cerf ou une grande saucisse à 375 degrés F (190 degrés C). Rassemblez environ 2 tables de plantes déchiquetées et partagez-les en pâtés.

Étoile 2

Frire au réfrigérateur jusqu'à ce qu'ils soient dorés et croustillants, environ 10 minutes. Égoutter sur des serviettes en papier et assaisonner avec du sel d'ail.

Notes de l'éditeur

Nous avons déterminé la valeur nutritive de l'huile à fructifier sur la base d'une valeur de rétention de 10% après cuisson. La quantité exacte variera en fonction du temps et de la température de cuisson, de la teneur en ingrédients et de la nature spécifique de l'huile utilisée.

Par portion:

256 calories; 1,2 g de protéines à 3 % VQ ; glucides 28,8 g 9 % VQ ; matières grasses 16,8 g 26 % VQ ; cholestérol 0mg; Sodium 909,7 mg 36 % VQ

Champignons aux fines herbes avec du vin blanc

Les champignons sont sautés avec vos herbes préférées et du vin blanc. Hmmm!

Ingrédients

Entretien 8

- 1 cuillère à soupe et 1 cuillère à café d'huile d'olive
- 2 ronds de champignons frais
- 1-1/4 cuillères à café d'assaisonnement italien
- 1/3 tasse de vin blanc

- 2-3/4 gousses d'ail, hachées

- sel et poivre au goût

- 2 cuillères à soupe et 2 petites cuillères de ciboulette fraîche hachée

Directions

Étoile 1

Faites chauffer l'huile dans une poêle à feu moyen. Placer les champignons dans la poêle, assaisonner avec l'assaisonnement italien et chauffer 10 minutes en remuant fréquemment.

Étoile 2

Mélangez le vin et l'ail dans la poêle et continuez la cuisson jusqu'à ce que la majeure partie du vin se soit évaporée. Assaisonner de sel et de poivre et saupoudrer de ciboulette. Poursuivre la cuisson 1 minute.

Par portion:

57 calories; protéine 2,3 g 5 % VQ ; contient 5,6 g 2 % VQ ; matières grasses 2,7 g 4 % VQ ; cholestérol 0mg; sodium 4,9 mg.

Artichauts à l'ail grillés

Fini les artichauts en mai ! Ces artichauts sont grillés avec une sauce à l'ail et au citron. C'est la meilleure façon de manger des artichauts... en bonne santé aussi !

Ingrédients

Servir 4

- 2 gros artichauts
- 1 citron, en quartiers
- ¾ tasse d'huile d'olive
- 4 gousses d'ail, hachées
- 1 cuillère à café de sel
- ½ cuillère à café de poivre noir moulu

Directions

Étape 1

Remplissez un grand bol d'eau froide. Faites couler le jus d'un quartier de citron dans l'eau. Coupez les torses des artichauts, puis coupez-les en deux dans le sens de la longueur et placez les moitiés dans le bol d'eau citronnée pour éviter qu'elles ne brunissent.

Étoile 2

Porter une grande casserole d'eau à ébullition. Pendant ce temps, préchauffez un gril extérieur à feu moyen-élevé.

Étoile 3

Ajouter les artichauts à l'eau bouillante et chauffer pendant environ 15 minutes. Drain. Placer les quartiers de citron restants dans un bol moyen. Incorporer l'huile d'olive et l'ail, et assaisonner avec du sel et du poivre.

Étoile 4

Badigeonnez les œuvres d'art d'un revêtement de gril et placez-les sur le gril chauffé. Faites griller les objets d'art pendant 5 à 10 minutes, en les arrosant de dir et en les tournant fréquemment, jusqu'à ce que les flèches soient un peu carbonisées. Servir immédiatement avec le reste.

Par portion:

402 questions ; protéines 2,9 g 6 % VQ ; glucides 10 g 3 % VQ ; matières grasses 40,7 g 63 % VQ ; cholestérol 0mg; sodium 659mg 26% VQ.

Ajóblanso (Cold Sranish Amande Sour)

Ce soja aux amandes (ajo blanc) est l'un des plus simples et des plus nutritifs de tous les sours d'été espagnols, originaires d'Andalousie. je. C'est une sauce de gaspacho à base d'amandes et de raisins.

Ingrédients

Servir 8

- 2 livres d'amandes émondées
- 3/4 tasse d'huile d'olive extra vierge
- 1/4 tasse et 2 cuillères à soupe de vinaigre de vin rouge
- 1/4 tasse et 2 cuillères à soupe d'eau froide, ou au besoin
- 2 gousses d'ail, hachées
- sel au goût
- 1/2 tasse de haricots verts pelés

Directions

Étoile 1

Mélanger les amandes, l'huile d'olive, le vinaigre, l'eau, l'ail et le sel dans un mélangeur ; mélanger jusqu'à consistance lisse. Ajouter plus d'eau vendue tout en mélangeant jusqu'à ce que la consistance désirée soit atteinte. L'acide devrait être épais, mais toujours pourable.

Étoile 2

Réfrigérer au moins 15 minutes. Servir garni de raisins.

Note du cuisinier :

Vous pouvez également mélanger l'acide dans une pourriture avec un mélangeur à immersion.

Par portion:

853 questions ; protéine 25g 50% VQ ; glucides 25,5 g 8 % VQ ; matières grasses 77,8 g 120 % VQ ; cholestérol 0mg; sodium 71,2 mg 3 % VQ.

Gravu Végétarien

C'est une délicieuse sauce végétarienne !

Ingrédients

Servir 10

- ½ tasse d'huile végétale

- ⅓ les a étayés

- 5 gousses d'ail, hachées

- ½ tasse de farine tout usage

- 4 choix de valeur nutritive

- 4 cuillères à soupe de sauce légère

- 2 tasses de bouillon de légumes

- ½ cuillère à café de sauge séchée

- ½ cuillère à café de sel

- ¼ cuillère à café de blásk moulu

Directions

Étoile 1

Chauffer l'huile dans une casserole moyenne à feu moyen.
Faire sauter l'oignon et l'ail jusqu'à ce qu'ils soient tendres
et translucides, environ 5 minutes. Incorporer la farine, la
levure nutritionnelle et le soja pour former une pâte lisse.
Incorporer progressivement le bouillon. Assaisonnez avec
de la sauce, du sel et du poivre. Porter à ébullition.
Réduire le feu et laisser mijoter, en remuant constamment,
pendant 8 à 10 minutes, ou jusqu'à épaississement.

Par portion:

134 calories; 1,7 g de protéines 4 % VQ ; glucides 6,9 g 2 % VQ ; matières grasses 11,2 g 17 % VQ ; cholestérol 0mg; Sodium 381,8 mg 15 % VQ

Tarte au kaki paléo

Il s'agit d'une version non cuite d'un délicieux gâteau. C'est un excellent dessert pour ceux qui suivent un régime paléo ou faible en sucre. C'est délicieux !

Ingrédients

Service 10

- 3/4 de cuillère à café d'huile d'olive
- 2 tables et 1-1/2 thés à thé choisis
- 25 dates programmées
- 1/3 tasse et 1 cuillère à soupe et 1 cuillère à café d'étoile d'agave
- 7-1/2 pièces
- 2 tables et 1-1/2 thés à thé choisis
- 1-1/4 cuillères à café de cannelle moulue, pour la garniture

Directions

Étoile 1

Graisser légèrement un moule à tarte de 8 pouces avec de l'huile d'olive.

Étoile 2

Mélangez 3 cypses et dattes dans un robot culinaire jusqu'à ce qu'ils soient finement moulus, environ 1 minute. Verser le nectar d'agave sur le mélange de noix et mélanger jusqu'à ce qu'il soit complètement incorporé, environ 30 secondes. Pressez uniformément le mélange de noix dans le moule à tarte préparé.

Étoile 3

Épluchez et dénoyautez les poires, puis passez-les au robot culinaire jusqu'à ce qu'elles soient lisses. Verser sur la croûte et lisser. Garnir de noix de pécan et de cannelle.

Note du cuisinier :

Ce numéro a été réalisé dans un ramequin. Il suffit d'enfoncer la croûte dans le ramequin et d'ajouter le mélange de kaki. Si vous préférez une tarte chaude, faites-la simplement cuire dans un four à 350 degrés F (175 degrés C) pendant 15 minutes.

Par portion:

411 vendeurs ; protéines 4,6 g 9 % VQ ; glucides 36 g 12 % VQ ; matières grasses 31,2 g 48 % VQ ; cholestérol 0mg; Sodium 0,6 mg.

Sandwich californien aux légumes grillés

Je suis venu avec cette recette pour divertir des amis. Comme je suis semi-végétarien et que j'adore les barbecues, j'invente toujours quelque chose de nouveau. La première fois que j'ai fait ça, mes amis amateurs de viande ont adoré ce plat! Je préfère les glaçons plutôt que les barbelés à gaz... cependant, l'un ou l'autre fonctionne bien.

Ingrédients

Prestation 6

- 1/4 tasse et 2 tables
- 4-1/2 gousses d'ail, hachées
- 1 cuillère à soupe et 1-1/2 cuillères à café de jus de citron
- 3 cuillères à soupe d'huile d'olive
- 3/4 tasse et 2 cuillères à soupe et 2 cuillères à café de poivrons rouges tranchés
- 1-1/2 petite courgette, tranchée
- 1-1/2 oignon rouge, tranché
- 1-1/2 petit jus jaune, tranché
- 3 morceaux de pain concentrés (4 x 6 pouces), divisés horizontalement
- 3/4 tasse de fromage feta émietté

Directions

Étape 1

Dans un bol, mélanger la mayonnaise, l'ail haché et le jus de citron. Réserver au réfrigérateur.

Étape 2

Préchauffer le gril à feu vif.

Étape 3

Badigeonner les légumes d'huile d'olive de chaque côté. Badigeonner la grille d'huile. Placez les poivrons et les courgettes le plus près du milieu du gril, et allumez-les et coupez les morceaux autour d'eux. Cuire pendant environ 3 minutes, tourner et cuire encore 3 minutes. Les poivrons peuvent prendre un peu plus de temps. Retirer du gril et réserver.

Étoile 4

Répartir une partie du mélange de mayonnaise sur les côtés coupés du pain et saupoudrer chacun de fromage feta. Placez-le sur le gril à côté du fromage et couvrez avec un couvercle pendant 2 à 3 minutes. Cela réchauffera le pain et fera légèrement fondre le fromage. Regardez attentivement pour que les fonds ne brûlent pas. Retirer du gril et superposer avec les légumes. Dégustez des sandwichs grillés à découvert.

Par portion:

393 vendeurs ; protéine 9,2 g 18 % VQ ; glucides 36,5 g 12 % VQ ; matières grasses 23,8 g 37 % VQ ; cholestérol 21,9 mg 7 % VQ ; Sodium 623,4 mg 25 % VQ.

CONCLUSION

Manger un régime à base de plantes signifie que vous ne mangez peut-être pas ce que tout le monde mange, et cela peut être solitaire. Mais ce n'est pas obligé. Trouvez quelqu'un dans votre vie avec qui partager votre voyage. Il peut s'agir de votre conjoint, de vos enfants ou d'un ami. Faites-leur savoir que vous choisissez une nouvelle façon de manger et que vous apprécierez leur accompagnement pendant le voyage. Faites-leur savoir comment ils comptent. Des mots encourageants, une caisse de résonance et l'adoption du mode de vie pour les repas partagés peuvent tous aider.